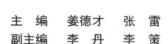

中等卫生职业教育护理专业系列教材

（供护理、助产、医学检验、药剂等专业用）

生理学基础

SHENGLIXUE JICHU

（第4版）

主　编　姜德才　　张　雷

副主编　李　丹　　李　策

编　者（排名不分先后）

李　丹　李　策　杨宏静　吴正吉　邹　义

张　雷　张正琼　姜德才　袁　龙　钱　莉

高家虹　郭　兵　简　治　廖　英

U0190630

重庆大学出版社

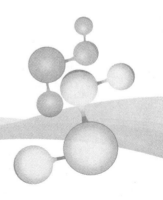

内容提要

本书系统介绍了人体生理的基本知识、基本理论和基本技能。全书共分为 13 章,内容包括绪论、细胞、血液、血液循环、呼吸、消化和吸收、能量代谢和体温、肾的排泄、感觉器官、神经系统、内分泌、生殖及衰老,另附 13 个生理实验。本书结合作者多年的教学经验,并参考了国内外最新的同类教材和参考书编写而成。

本书以中职学生的实际水平为起点,重点突出,深度适宜,启发性强,除可作为中职学校护理专业及医学相关专业教材以外,还可作为医护专业学生参加重庆市普通高校高等职业教育分类招生统一考试的参考用书。

图书在版编目(CIP)数据

生理学基础/姜德才,张雷主编. --4 版.--重庆:重
庆大学出版社,2022.8(2023.8 重印)
中等卫生职业教育护理专业系列教材
ISBN 978-7-5689-1130-6

Ⅰ.①生⋯ Ⅱ.①姜⋯ ②张⋯ Ⅲ.①人体生理学—中等专业
学校—教材 Ⅳ.①R33

中国版本图书馆 CIP 数据核字(2022)第 115166 号

生理学基础
(第 4 版)
主 编 姜德才 张 雷
副主编 李 丹 郭 兵
策划编辑:梁 涛
责任编辑:陈 力 版式设计:梁 涛
责任校对:王 倩 责任印制:赵 晟
*
重庆大学出版社出版发行
出版人:陈晓阳
社址:重庆市沙坪坝区大学城西路 21 号
邮编:401331
电话:(023) 88617190 88617185(中小学)
传真:(023) 88617186 88617166
网址:http://www.cqup.com.cn
邮箱:fxk@ cqup.com.cn(营销中心)
全国新华书店经销
重庆华林天美印务有限公司印刷
*
开本:787mm×1092mm 1/16 印张:9.5 字数:233千
2022年8月第4版 2023年8月第23次印刷
印数:82 146—92 145
ISBN 978-7-5689-1130-6 定价:33.00元

第4版前言

2022年5月1日新修订的《中华人民共和国职业教育法》正式施行。为贯彻"加快发展现代职业教育"精神，按照教育部《中等职业学校专业教学标准》，结合最新调整的重庆市中职毕业生参加高职分类考试招生专业综合理论测试护理类考试大纲，实现中高等职业教学标准的有机衔接，我们改版修订了符合中等卫生职业教育现状的系列教材。在遵循教材编写"三基、五性、三特定"的基本原则下，立足中职医药卫生专业学生层次，体现知识、技能、素养并重，重视学生获取信息、终身学习和创新能力培养。

第4版《生理学基础》修订具有如下特点：一是符合中职医药卫生类专业培养目标，教材着力体现本学科的基本知识、基本理论和基本技能。二是对接执业资格证书考试和中职升高职的人才成长"立交桥"。三是体现中高等卫生职业教育教学内容的区别和联系，为贯通中高等卫生人才培养通道奠定基础。四是注重教材立体化建设，教材运用现代信息技术创新呈现形式，拓展了电子课件、配套教材、网络服务等教辅资料，实现教材内容好教好学。

本书共分为13章，在教材使用的各专业中，可根据专业特点和教学计划要求，灵活选用教材内容和章节顺序。为了帮助学生自主学习和自我检测以及方便老师教学，本书配套出版了《生理学基础学习指导》和电子课件。

在本轮教材修订过程中，编者们将长期教学实践中积累的丰富经验融入《生理学基础》教材编写中，并吸收了高等医药院校和中职卫生学校有关教材的成果，在此向各位编者及用书单位表示诚挚的感谢！

由于编者水平有限，校审难免疏漏或有不妥之处，恳请使用本教材的广大师生和读者不吝赐教，以便修订。

姜德才

2022年7月

目录

第一章　绪论 ······················ 1
　第一节　概述 ······················ 1
　第二节　生命的基本特征 ······ 2
　第三节　机体与环境 ·············· 3
　第四节　机体活动的调节 ········ 4
第二章　细胞 ······················ 7
　第一节　细胞膜的功能 ·········· 7
　第二节　肌细胞的收缩功能 ····· 13
第三章　血液 ······················ 17
　第一节　血量和血液的理化特性
　　　　　······················ 17
　第二节　血浆 ···················· 18
　第三节　血细胞 ·················· 20
　第四节　血液凝固与纤维蛋白溶解
　　　　　······················ 22
　第五节　血型 ···················· 25
第四章　血液循环 ·············· 28
　第一节　心脏生理 ··············· 28
　第二节　血管生理 ··············· 37
　第三节　心血管活动的调节 ···· 42
　第四节　心、肺、脑的血流特点 ···· 44
第五章　呼吸 ······················ 46
　第一节　肺通气 ·················· 46
　第二节　气体的交换和运输 ···· 51
　第三节　呼吸运动的调节 ········ 54
第六章　消化和吸收 ·········· 57
　第一节　消化管各段的消化功能
　　　　　······················ 57
　第二节　吸收 ···················· 61
　第三节　消化器官活动调节 ······ 63

第七章　能量代谢和体温 ······ 65
　第一节　能量代谢 ··············· 65
　第二节　体温 ···················· 67
第八章　肾的排泄 ·············· 71
　第一节　概述 ···················· 71
　第二节　尿生成过程 ············· 72
　第三节　调节和影响尿生成的因素
　　　　　······················ 76
　第四节　尿的浓缩和稀释 ········ 79
　第五节　尿的贮存与排放 ········ 81
第九章　感觉器官 ·············· 83
　第一节　概述 ···················· 83
　第二节　视觉器官 ··············· 84
　第三节　听觉器官 ··············· 88
　第四节　前庭器官 ··············· 90
第十章　神经系统 ·············· 91
　第一节　反射活动的一般规律 ··· 91
　第二节　神经系统的感觉功能 ··· 95
　第三节　神经系统对躯体运动的调节
　　　　　······················ 98
　第四节　神经系统对内脏活动的调节
　　　　　······················ 103
　第五节　脑的高级功能 ········· 108
第十一章　内分泌 ·············· 111
　第一节　概述 ···················· 111
　第二节　下丘脑和垂体 ········· 113
　第三节　甲状腺 ················· 116
　第四节　肾上腺 ················· 118
　第五节　胰岛 ···················· 120
第十二章　生殖 ·················· 122
　第一节　男性生殖 ··············· 122

　　第二节　女性生殖 ·············· 123
　　第三节　妊娠 ············ 126
第十三章　衰老 ·········· 128
　　第一节　人的寿命 ·········· 128
　　第二节　衰老 ·········· 129
附录　实验指导 ·········· 133
　　实验一　ABO血型的鉴定 ········ 133
　　实验二　血液凝固及影响血液凝固的
　　　　　　因素 ········ 134
　　实验三　人体呼吸音听诊 ········ 135
　　实验四　人体肺通气功能测定 ··· 136

实验五　胸膜腔负压周期变化的观察
　　　　 ·············· 137
实验六　心音听诊 ············ 138
实验七　人体动脉血压的测定 ··· 139
实验八　人体心电图测定 ········ 140
实验九　胃肠运动的观察 ········ 142
实验十　体温的测定 ··········· 143
实验十一　视力的测定 ········· 144
实验十二　色觉检查 ··········· 144
实验十三　声波的传导 ········· 145

第一章
绪　论

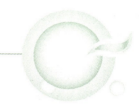

第一节　概　述

　　生理学基础是研究人体生命活动及其规律的学科。本门学科研究的对象是具有生命活动的人体,也就是研究构成人体各系统、器官和细胞的正常功能活动及相互协调、相互制约的整体活动规律的科学。

　　本门学科的任务,就是揭示各种生命活动发生的具体过程,产生的条件和原理,以及人体内外环境变化对它的影响,为人的卫生保健、防病治病、增进健康、延长寿命提供科学的理论依据。

　　生理学基础是建立在人体形态学基础上的。它与临床医学有着密切的联系,是重要的医学基础理论学科之一。生理学基础作为理论依据,对临床医学具有指导作用;而临床医学的发展,又不断为生理学基础提出新的课题,丰富研究内容,推动生理学基础的发展。医(护)学生只有先学好本门学科,才能为进一步学好病理学、药理学、免疫学以及各门专业课程打下坚实的基础。作为医务工作者也只有掌握了正常人体生命活动的规律,才能肩负起认识疾病、防病治病的历史重任。

　　机体的各种功能活动都是整体活动的一部分,它在与环境保持密切联系的同时,还受语言、文字、心理和社会等因素的影响。在学习本门课程中,必须以辩证唯物主义为指导,用对立统一的观点去看待机体的一切功能活动;其次,还应从生物的、心理的、社会的角度来综合观察和理解人体的功能活动。此外,生理学基础是一门实践性很强的学科,许多重要的理论知识都来自动物实验,动物实验是生理学基础理论知识的重要源泉。因此,学习该门课程应坚持理论联系实践的原则,一方面要重视基本理论知识的学习;另一方面又要重视实验,通过实验既可以了解理论知识的来源,加深对理论知识的理解,又可以培养自己的创新思维和动手能力。同时,还应适当联系生活实际和临床实际,把本门学科的基本知识和技能用到卫生保健和临床实践中去。

第二节　生命的基本特征

生命的基本特征是什么？科学家从原始的单细胞生物到高等动物以及对人类的研究，发现生命现象多种多样，但新陈代谢、兴奋性和生殖是生命的基本特征。

一、新陈代谢

生物体总是在不断地从外界摄取营养物质，重新建构自身组织；同时又在不断地分解自身和外来物质，排出体外。机体和外界环境之间不断地进行物质交换和能量转换，以实现自我更新的过程，称为**新陈代谢**。由此可见，新陈代谢包括物质代谢和能量代谢。物质的摄取、合成、分解和排出过程，称为**物质代谢**；伴随物质代谢而产生的能量储存、转化、释放和利用过程，称为**能量代谢**。物质代谢和能量代谢是不可分割地联系在一起的。物质代谢又分为合成代谢（同化作用）和分解代谢（异化作用）两个方面。**合成代谢**是指机体不断从外环境中摄取营养物质来合成和重建自身组织，并储备能量的过程；**分解代谢**是指机体不断分解自身物质、衰老细胞和释放能量，并将代谢产物排出体外的过程。

新陈代谢是机体与环境最基本的联系，也是生命最基本的特征。机体在新陈代谢的基础上表现出生长、发育、消化、吸收、生殖、运动等生命现象。新陈代谢一旦停止，生命也就终结了。

二、兴奋性

（一）刺激、反应和兴奋性的概念

机体生活在自然环境之中，当机体的内、外环境发生变化时，就会主动地作出相应的反应，以适应环境的变化。这种能引起机体或组织发生反应的内、外环境变化，称为**刺激**。由刺激引起的机体活动变化，称为**反应**。机体或组织对刺激发生反应的能力或特性，称为**兴奋性**。在机体组织中，神经、肌肉和腺体组织的兴奋性最高，它们反应迅速，易于观察，并有电位变化作为客观标志，通常将这些组织称为"可兴奋组织"。

刺激的种类很多，可分为物理刺激，如声、光、电、温度、机械、放射线等；化学刺激，如酸、碱、药物等；生物刺激，如细菌、病毒、寄生虫等。此外，对人类来说，还有语言、文字、情绪等社会因素形成的心理刺激。

机体或组织对刺激有两种反应形式，即兴奋和抑制。**兴奋**是指机体或组织接受刺激后，由静止转为活动或活动由弱变强的过程。**抑制**是指机体或组织接受刺激后，活动减弱或变为相对静止的状态。如肾上腺素作用于心脏，使心肌收缩力增强、心率加快是发生了兴奋；乙酰胆碱作用于心脏，使心肌收缩力减弱、心率减慢是发生了抑制。组织接受刺激后是发生兴奋还是抑制主要取决于组织当时所处的功能状态，当功能状态不同时，同样的刺激引起的反应可不相同。例如，同样的食物，对于精神愉快的人和悲伤的人，反应是不同的，因为两者引起的唾液分泌和胃肠运动不同。正常机体的各种功能活动既有兴奋，也有抑制，两者既对抗又协调，还可互相转化。因此，兴奋和抑制是机体对立统一的生理过程。人体内各种组织兴奋时的具体表现各不相同,如神经的反应表现为神经冲动,肌肉的反应表现为收缩,腺体的反应则表现为分泌。

(二)刺激与反应的关系

刺激与反应是一种因果关系,前者是原因,后者是结果。凡是有兴奋性的组织受到刺激后都会引起反应。但是,机体或组织受到刺激后是否发生反应,发生何种反应,还必须具备三个条件,即足够的刺激强度、足够的刺激持续时间和一定的强度-时间变率。**强度**是指内外环境变化的幅度;**时间**是指刺激作用于组织持续时间的长短;**时间-强度变率**则是指单位时间内强度变化的大小或速度。一般来说,这3个变量的值越大,刺激越强,反之刺激越弱。临床上在给患者进行肌内注射时要求"两快一慢",即进针快、出针快、推药慢,可减轻注射时的疼痛。因为"两快"缩短了刺激作用的时间,"一慢"降低了刺激的变率,两者均减弱了刺激强度的缘故。综上所述,刺激必须达到一定的强度才能引起组织反应。

在功能实验中,通常在刺激器上对刺激作用时间和强度-时间变率先行固定,单一观察刺激强度与反应的关系。当刺激的持续时间与强度-时间变率不变时,引起组织发生反应的最小刺激强度称为**阈强度(阈值)**。刺激强度等于阈值的刺激,称为**阈刺激**;刺激强度小于阈值的刺激,称为**阈下刺激**;刺激强度大于阈值的刺激,称为**阈上刺激**。阈值的大小可反映组织的兴奋性,阈值越小,组织的兴奋性越高,反之越低。由此说明,组织的兴奋性与阈值呈反变关系。

三、生殖

任何生物个体的寿命都是有限的,衰老、死亡是必然归宿。生物体生长发育到一定阶段后,能够产生与自身相似的子代个体,这种功能称为**生殖**。一切生物都是通过生殖活动来延续种系的。因此,生殖是生命的基本特征之一,也是人类繁衍和生物延续种系的重要生命活动。

第三节　机体与环境

机体的一切生命活动都是在一定的环境中进行的,脱离环境,机体或细胞都将无法生存。对人体而言,有外环境与内环境之分。

一、人体对外环境的适应

外环境包括人体赖以生存的自然环境和社会环境。**自然环境**是指自然界中气候、气压、温度、湿度、光照、水、地理环境等各种因素的总和,它是人体生存的基本条件。**社会环境**包括政治、经济、文化、人际关系、心理变化等,它是人体生存的必要条件。

外环境随时都在发生着变化,这些变化都会对人体产生不同的刺激,人体也在不断地作出反应,以适应外环境的变化,达到人体与外环境的统一与协调,保证生命活动的正常进行。机体能够根据外部情况变化来调整内部关系的过程,称为**适应**。例如长期居住在高原地区的人群,其血液中的红细胞数增多,以提高血氧的运载能力,保证机体新陈代谢的需要,给自己创造适应客观环境而生存的条件。对一个学生来讲,刚入学时可能在饮食起居、人际关系等方面产生不适应,而出现胃纳不佳、生疏孤独之感,但经过一段时间的自我调适、与人沟通后,就能适应新的生活、学习环境,这是对适应最好的诠释。人类的适应能力最强。

应当指出的是:人类不但有被动适应环境的能力,而且还有客观地认识环境和能动地改造环境的能力。科学技术、社会经济的发展,在极大地改善人们的物质文化生活的同时,也带来了环境污染、植被破坏、水土流失、生态失衡等困扰社会经济发展的诸多问题。人体作为生态系统的组成部分,既要依赖环境、适应环境,又要不断地影响环境、改善环境,这样才能保持人与自然的和谐统一,促进社会经济的可持续发展。

二、内环境及其稳态

人体生命活动的基本单位是细胞。但绝大部分细胞并不直接与外环境接触,而是生活在体液之中。**体液**是人体内液体的总称,约占成人体重的60%。体液可分为两部分,即**细胞内液和细胞外液**。前者存在于细胞之内,约占2/3;后者存在于细胞之外,约占1/3,包括组织液、血浆、淋巴液、脑脊液等(图1-1)。细胞外液是细胞直接生活的体内环境,称为**内环境**。内环境为细胞的生存提供必要的理化条件,使细胞的各种生化反应和生理功能得以正常进行,同时为细胞代谢提供营养物质,接纳细胞代谢的终产物。

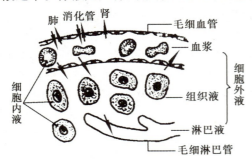

图1-1　体液分布示意图

内环境中各种离子浓度、温度、酸碱度、渗透压等理化因素只在一个狭小的范围内波动,保持相对稳定的状态,称为**稳态**。内环境稳态是细胞保持正常生理功能和进行正常生命活动的必要条件。稳态的特点是内环境相对稳定但不固定,因为细胞代谢时时刻刻都在进行,就会不断地与内环境进行物质交换,不断打破内环境稳态,外环境变化也会影响内环境稳态。机体通过各系统的功能活动,如呼吸补充 O_2 排出 CO_2、消化吸收补充营养物质、肾排泄代谢产物等都可使内环境保持新的动态平衡,维持内环境稳态。如果内环境稳态遭到破坏,新陈代谢将不能正常进行,机体就会发生疾病,甚至危及生命。

第四节　机体活动的调节

人体各系统的功能活动能协调一致,保持其自身的稳态和对环境的适应,都是因为机体有一套调节机制,它能对各种生理功能进行调节。

一、机体功能活动调节的方式

(一)神经调节

通过神经系统的活动对机体各种功能进行的调节,称为**神经调节**。神经调节的基本方式是**反射**。反射是指在中枢神经系统的参与下,机体对内、外环境的变化作出的规律性应答。反射活动的结构基础是反射弧。反射弧由感受器、传入神经、神经中枢、传出神经和效应器五个部分组成(图1-2)。感受器接受刺激,效应器产生兴奋,神经中枢是脑和脊髓内具有调节功能的神经元群,传入神经和传出神经是神经中枢分别联系感受器和效应器的通路。每一种反射,都有自己固定的反射弧。例如,食物进入口腔可引起唾液分泌;环境温度升高,可引起皮肤血管扩张和出汗等。反射弧的完整性是反射进行的必要条件,反射弧中任何部分受到破坏,相应的反射活动都将消失。

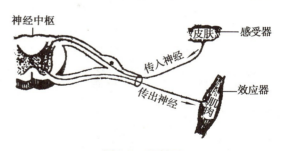

图 1-2　反射弧

反射活动的种类,按其形成过程和条件不同,可分为非条件反射和条件反射两种类型。

(1)非条件反射　**非条件反射**是人的本能,是人类在进化过程中形成,在遗传中固定的反射,其数量有限,如吸吮反射、食物反射、防御反射、性反射等。此类反射的反射中枢位于皮质下各级中枢。它是机体适应环境的基本手段,是个体生存和种族繁衍的基本能力。

(2)条件反射　**条件反射**是后天获得的,它是人和动物个体在生活过程中,在非条件反射基础上建立起来的新的反射活动。条件反射的中枢在大脑皮质,它是一种高级神经功能活动。"望梅止渴""谈虎色变"都属于条件反射。条件反射的数量无限,可以建立,也可以消退。因此,它使机体对环境的适应更加灵活,具有预见性,极大地提高了人的生存和适应能力。

神经调节的特点是迅速、准确、时间短暂。它是机体最主要的调节方式。

(二)体液调节

内分泌细胞所分泌的激素和某些生物活性物质通过体液的运输,对机体相应的组织、器官实施的调节作用,称为**体液调节**。激素通过血液运送到全身各处,对机体的新陈代谢、生长、发育、生殖等功能的调节,称为**全身性体液调节**。某些细胞分泌的组胺、激肽、前列腺素等生物活性物质,以及组织代谢产生的腺苷、乳酸、H^+、CO_2等经由细胞外液扩散到周围环境,调节邻近细胞的功能,称为**局部性体液调节**。

体液调节的特点是缓慢、持久、作用广泛。体液调节对调节新陈代谢和维持机体稳态有重要意义。

在体内,神经调节和体液调节是相辅相成的,多数情况下神经调节具有主导作用,大部分内分泌细胞直接或间接受神经系统调节。在这种情况下,体液调节就成了反射弧传出途径的一个中间环节或延长部分而发挥作用,这种方式称为**神经-体液调节**(图1-3)。

(三)自身调节

自身调节是指器官、组织或细胞受到刺激时,并不依赖神经或体液因素的作用,通过自身功能状态改变所呈现的一种适应性反应。例如动脉血压通常在80~180 mmHg波动,当动脉血压升高时,肾血管收缩,血流阻力增大,使肾血流量不致过多;当动脉血压降低时,肾血管扩张,血流阻力减小,使肾血流量不致减少。

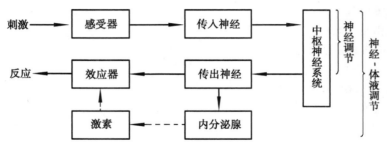

图 1-3　人体功能调节示意图

自身调节是一种简单原始的调节方式,特点是调节幅度较小、灵敏度差、范围局限,但对维持器官、组织和细胞的稳态仍有一定意义。

二、机体功能调节的自动控制

人体各种生理功能的调节与现代控制论的原理相似,可以把人体的调节看作一个自动控制系统(图 1-4)。自动控制系统是一个闭合回路,由控制部分(反射中枢、内分泌腺)和受控部分(效应器、靶器官)组成。控制部分和受控部分之间有双向信息联系,控制部分发出控制信息调节受控部分的功能活动;受控部分发出反馈信息影响和修正控制部分的调节作用。这种由受控部分的反馈信息调整控制部分活动的作用,称为**反馈调节**。根据反馈信息的性质和作用不同,可以把反馈调节分为负反馈和正反馈。

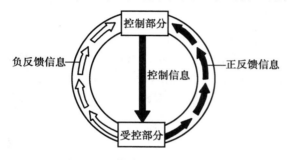

图 1-4　人体功能活动的反馈调节

负反馈是指反馈信息与控制信息的作用相反,抑制或减弱控制部分作用的反馈。例如,正常人动脉血压相对稳定就是通过负反馈调节机制实现。当动脉血压升高时,刺激颈动脉窦和主动脉弓的压力感受器,经传入神经将反馈信息送回心血管中枢,使其活动发生改变,从而调整心脏和血管的活动,使升高的血压降至正常;反之,当动脉血压降低时,通过负反馈调控,又使降低的血压迅速回升到正常范围。人体内存在着许多高效、精细的反馈控制系统,从细胞和分子水平调节机体的各种功能活动,维持内环境的稳定。因此,负反馈的生理意义在于维持机体各种生理功能的相对稳定。

正反馈是指反馈信息与控制信息作用一致的反馈。反馈信息对控制部分有促进和加强作用,从而使受控部分的作用再加强。例如排尿反射,当膀胱内尿液达到一定量时,刺激膀胱壁内感受器,引起排尿反射,而当尿液进入后尿道,又可刺激尿道感受器,产生反馈信息经传入神经进一步兴奋脊髓排尿中枢,使其活动加强,促进排尿。正反馈的意义在于使某种生理过程逐步加强,迅速达到并完成某种需要的状态和水平。其他如血液凝固、分娩过程等均存在正反馈调节机制。

(姜德才)

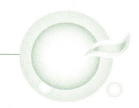

第二章
细　胞

　　细胞是构成人体的基本单位,人体的各种生理活动都是建立在细胞基础之上的。因此,学习细胞的基本知识,有助于深入、全面地认识人体各系统、器官的生命活动,更有助于理解人体的新陈代谢过程和疾病发生、发展的规律。

第一节　细胞膜的功能

　　细胞膜位于细胞的表面,对保护细胞的内部结构、维持细胞形态、抵御外界有害物质侵袭、沟通细胞内外物质交换等方面都有重要作用。本节主要讨论细胞膜的物质转运功能、细胞的跨膜信息传递和细胞膜的生物电现象。

一、细胞膜的物质转运功能

　　细胞新陈代谢时,所需物质的摄入和代谢产物的排出都是通过细胞膜的转运来实现的。细胞膜转运物质的方式有单纯扩散、易化扩散和主动转运等几种(图2-1)。

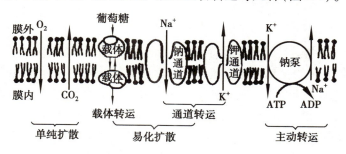

图2-1　细胞膜转运物质的形式示意图

（一）单纯扩散

　　脂溶性的小分子物质能自由透过细胞膜,从高浓度一侧向低浓度一侧扩散的过程,称为**单纯扩散**。由于细胞膜的基架是脂质双分子层,因此,只有脂溶性物质才能靠单纯扩散通过细胞膜,如 O_2 与 CO_2 等。影响单纯扩散的因素有两个:一是膜两侧溶质分子的浓度差。浓度差越大,物质扩散越快,反之越慢。二是膜对该物质的通透性。通透性越大,物质扩散越快,反之越慢。

(二)易化扩散

非脂溶性物质在特殊的膜蛋白质分子的帮助下,由高浓度一侧向低浓度一侧转运的过程,称为**易化扩散**。易化扩散的特点有两个:一是易化扩散的动力决定于高浓度一侧所具有的势能;二是膜上特殊蛋白的结构特异性对透过物质具有选择性。

参与易化扩散的蛋白质有两种:一种为载体蛋白,简称**载体**;另一种为通道蛋白,简称**通道**。因此,易化扩散可分为载体转运与通道转运两种类型。

1.以载体为中介的易化扩散(载体转运)

在转运过程中,载体能在细胞膜的一侧与被转运物质结合,然后自身构型发生改变,将物质转运到膜的另一侧,再释放出来,如葡萄糖、氨基酸的转运。载体转运的特点是:①较高特异性,即一种载体只能转运某一种(类)物质,如葡萄糖载体只能转运葡萄糖、氨基酸载体只能转运氨基酸;②竞争性抑制,即一种载体转运 A、B 两种结构相似的物质时,如果 A 种物质的浓度增加将减弱 B 种物质的转运;③饱和现象,即载体转运物质的能力有一定限度,当被转运物质超过转运能力时,转运量就不会再增加,这是由于膜表面载体蛋白的数量有一定限度的缘故。

2.以通道为中介的易化扩散(通道转运)

镶嵌在细胞膜上的特殊蛋白质形成贯通细胞内外的水相通道,开放时允许被转运物质通过,关闭时物质转运停止。通道的开闭与通道蛋白分子的构型变化有关,有两种方式可以打开通道:一是依靠膜两侧某种化学信号打开的通道,称为"化学门控通道";二是依靠膜两侧电位差改变打开的通道,称为"电压门控通道"。通道蛋白也有特异性,通常一种通道只允许一种离子通过,因而有钾通道、钠通道、钙通道之分。例如,Na^+、K^+、Ca^{2+}、Cl^- 等带电离子就是通过浓度差或电位差进出细胞的。

以上形式都属于被动转运。被动转运的最大特点是,物质都是顺浓度差或电位差而转运的,且转运过程中不消耗细胞的能量。

(三)主动转运

细胞膜通过自身提供能量,在膜上特殊蛋白质的帮助下,使物质从膜的低浓度一侧向高浓度一侧转运的过程,称为**主动转运**。这种逆浓度差进行的转运,就像低处向高处泵水,必须有水泵一样,镶嵌在膜上的特殊蛋白质称为"泵蛋白",主动转运也称为"泵转运"。泵蛋白也具有特异性,如钠泵只能转运钠离子、钙泵只能转运钙离子等,按其转运物质种类命名的有钠泵、钙泵、氯泵、碘泵等。

细胞膜上有多种离子泵,其中最重要的是钠泵。钠泵又称**钠-钾泵**,它是细胞膜上的一种 ATP 酶,当细胞外 K^+ 浓度增高或细胞内 Na^+ 浓度增高时被激活,故钠泵又称 **Na^+-K^+ 依赖式 ATP 酶**。钠泵被激活后,分解 ATP,释放能量,于是钠-钾泵就逆浓度差或电位差把膜内的 Na^+ 泵出,把膜外 K^+ 泵入。一般情况下,钠泵每分解一分子 ATP,可泵出 3 个 Na^+,泵入 2 个 K^+。如神经细胞和肌细胞,正常状态下膜内 K^+ 浓度为膜外的 30 倍,膜外的 Na^+ 浓度为膜内的 10 倍以上,就是钠-钾泵作用的结果。这种膜内外 Na^+、K^+ 分布的不均衡性,正是维持细胞兴奋性的离子基础。在主动转运过程中,能量是由膜或膜所属的细胞提供的,这就是所谓"主动"的含义。

以上三种转运方式的共同之处:转运物都是小分子或离子。

(四)出胞和入胞

大分子物质或团块物质在细胞膜上的转运过程,是根据被转运物质进出细胞的方向,分为出胞和入胞两种方式。

(1)出胞 大分子和团块物质通过细胞膜的运动,从膜内排出到膜外的过程,称为**出胞**。腺细胞的分泌以及神经递质的释放都是出胞方式完成的。在出胞过程中,细胞的各种分泌物在内质网合成后形成分泌囊泡,逐渐移向细胞膜,当分泌囊泡的膜与细胞膜接触后,相互融合,并在融合处出现裂口,将囊泡内容物全部排出膜外(图2-2)。

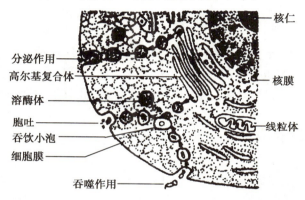

图 2-2 细胞的出胞和入胞作用示意图

(2)入胞 大分子和团块物质通过细胞膜的运动,从细胞外进入细胞内的过程,称为**入胞**。例如,白细胞吞噬细菌或异物的过程。入胞的过程,首先是物质(细菌或异物)被细胞膜所识别,与这些物质相接触的膜发生内陷,并逐渐将其包裹起来;其后是膜结构出现断裂;再后是这些物质连同包裹它的质膜进入细胞内,形成一个吞噬泡;最后这些吞噬泡与溶酶体融合,其内容物被溶酶体内各种酶消化掉。如果进入细胞的是固体物质,就称为**吞噬**;如为液体,则为**吞饮**。

出胞和入胞过程都要消耗能量,而能量是由细胞内线粒体氧化过程中形成的 ATP 提供。

二、细胞的跨膜信息传递

内分泌细胞分泌的激素和神经末梢释放的递质都是特殊的化学物质,携带化学信息。在跨膜信息传递过程中,前一个细胞兴奋释放的化学物质必须与后一个细胞的受体结合以后才能实现兴奋的传递,因此,受体是兴奋在细胞间进行化学传递过程中必不可少的特殊结构。

(一)受体的概念

受体是细胞膜上的一种特殊蛋白质,能识别和选择性地与化学物质结合,引起细胞内部功能的一系列变化,产生相应的生理效应。存在于细胞膜上的受体称为**膜受体**。此外,还有胞质内受体、核内受体之分。

凡能与受体结合并产生生理效应的物质统称**配体**,如激素、神经递质、药物等。受体具有三大特征:①特异性。受体具有识别功能,受体与配体之间就像锁与钥匙的关系一样,选择性非常严格。②饱和性。受体的数量有一定的限度,其结合配体的数量也有一定限度。③可逆性。即配体与受体既可以结合又能够分离。

(二)受体的基本功能

受体的基本功能有两个:一是接受信息,识别配体并与之相结合;二是转发化学信息,一旦结合就能激活细胞内多种酶系统产生生理效应。神经递质和激素都属于细胞间传递信息的化学物质,都必须与受体结合后才能实现神经和体液的调节功能。以神经递质为信息的突触传递,通过受体-膜通道系统进行;以含氮激素为信息的跨膜传递,则是通过受体-第二信使系统来完成。

三、细胞的跨膜电变化

细胞在安静或活动时伴有的电活动,称为**生物电现象**。细胞的生物电主要出现在细胞膜两侧,因此又称细胞的跨膜电位,它是细胞普遍存在而又十分重要的生命现象。心电图、脑电图等就是心、大脑皮质活动时的生物电表现。神经细胞、肌细胞、腺细胞的兴奋性最高,统称可兴奋细胞。现以神经细胞为例进行讨论。

(一)静息电位及其产生原理

1.静息电位

静息电位是指细胞在安静时存在于细胞膜内外的电位差。实验测定,将与示波器相连的两个测量电极置于安静状态下枪乌贼神经细胞膜表面任意两点上,示波器的光点在零电位作横向扫描[图 2-3(a)],说明神经细胞膜表面任意两点的电位都是相等的。如果将其中一个电极刺入细胞内,则扫描光点立即从零电位下降到 -90 mV,并在此水平作横向扫描[图 2-3(b)]。如果把膜外电位规定为 0 mV,膜内电位则为负值,即-90 mV。这表明,膜内电位比膜外电位低。静息时膜内电位为负,膜外电位为正的状态称为膜的**极化状态**;以静息电位为标准,膜内负电位增大,称为**超极化**;膜内负电位减小,称为**去极化**;细

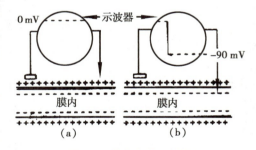

图 2-3　静息电位示意图

胞去极化后,膜电位又恢复到原来的极化状态,称为**复极化**。静息电位的大小可因细胞种类不同而有差异,神经和骨骼肌细胞的静息电位分别为-70 和-90 mV,人的红细胞为-10 mV。

2.静息电位产生原理

目前,用离子流学说来解释静息电位的产生原理。该学说认为生物电产生的前提是:①细胞膜内外某些带电离子的分布和浓度不均衡;②细胞膜在不同状态下对离子的通透性不同;③带电离子转移时所形成的电场力不同。神经纤维膜内外的离子分布及其浓度见表 2-1。

表 2-1   哺乳动物神经轴突膜内外离子浓度(mmol/L)及流动趋势

	K^+	Na^+	Cl^-
细胞内	140	10	4
细胞外	5	130	120
细胞内外浓度比	28:1	1:13	1:30
离子流动趋势	外向流	内向流	内向流

在静息状态下,细胞膜对 K^+ 通透性最大,K^+ 顺着浓度差向膜外扩散,增加了膜外的正电荷。由于 K^+ 外流形成了以膜为界内负外正的电位差,该电位差将阻碍 K^+ 继续外流,随着 K^+ 外流增加,阻碍 K^+ 外流的力量也增大,当促使 K^+ 外流的浓度差和阻碍 K^+ 外流的电位差这两种相互对抗的力量达到平衡时,K^+ 的净外流停止。此时,膜两侧的电位差保持在一个相对稳定的状态,即为 K^+ 的平衡电位,也就是静息电位。因此,静息电位主要是 K^+ 外流所形成的电-化学平衡电位,是 K^+ 外流的结果。

(二)动作电位及其产生原理

1.动作电位

动作电位是指在静息电位基础上细胞受到有效刺激时发生的一次可扩布的电位变化(图2-4)。它是细胞兴奋的标志。

在神经细胞处于静息电位时给予一个有效刺激,此时在示波器上可见膜电位会发生一次迅速的变化,这种电位变化就是细胞膜受到刺激而产生的动作电位。动作电位是一个连续的膜电位变化过程,从波形上可分为上升支和下降支。上升支反映了膜电位去极化和反极化(超射)过程。以神经细胞为例,膜内电位由原来的-70 mV变为+30 mV,膜两侧出现了内正外负的电位倒转,这一变化过程称为**去极化**。如果静息电位为-70 mV,超射值为+30 mV,那么动作电位上升幅度则为100 mV,其中膜内电位由零变为正值的过程,称为**反极化**

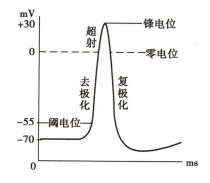

图 2-4   神经纤维动作电位示意图

或**超射**。下降支反映了膜的复极化过程,是膜内电位从上升支的顶端下降至静息电位水平的过程。在神经纤维上,动作电位的上升支和下降支历时很短,不超过 2 ms,形成一个尖锐的波形,称为**锋电位**。

2.动作电位产生原理

(1)上升支　当细胞受到刺激而兴奋时,膜上钠通道迅速开放,膜对 Na^+ 通透性突然增大并超过了对 K^+ 的通透性,由于膜外 Na^+ 浓度比膜内高,电位也比膜内高,于是细胞外的 Na^+ 就顺浓度差和电位差快速内流。Na^+ 内流的结果,抵消了原来静息时膜内的负电位,进而转为正电位,形成去极化和超射。这种内正外负的电位差,将阻碍 Na^+ 继续内流,当促使 Na^+ 内流的势能差(动力)和阻碍 Na^+ 内流的电位差(阻力)这两种互相对抗的力量达到平衡时,Na^+ 的净内流停止。此时,膜两侧的电位即为 Na^+ 平衡电位。简言之,动作电位的上升支是 Na^+ 内流所形成的电-化学平衡电位,是 Na^+ 内流的结果。

(2)下降支　当去极化达到峰值时,钠通道迅速失活而关闭,Na^+ 内流停止,此时钾通道重新开放,于是膜内的 K^+ 顺浓度差和电位差快速向外扩散,膜内电位从峰值迅速下降,直至静息电位水平,形成动作电位下降支,这就是动作电位的复极化相。可见,动作电位下降支是 K^+ 外流所形成的电-化学平衡电位,是 K^+ 外流的结果。

细胞膜复极化后,膜电位虽已恢复到静息电位水平,但膜内外的离子分布尚未恢复。由于膜内 Na^+ 浓度增加,膜外 K^+ 浓度增加,激活了细胞膜上的钠-钾泵,把进入细胞内的 Na^+ 泵出膜外,同时将逸出细胞外的 K^+ 泵入膜内,从而恢复到静息时细胞内外的离子分布,维持细胞的兴奋性。由此可见,静息电位是细胞产生兴奋的基础,动作电位是细胞产生兴奋的标志。

(三)动作电位的引起与传导

1.动作电位的引起

可兴奋细胞接受刺激产生动作电位的过程,称为**动作电位的引起**。

(1)阈电位　当细胞受到一次阈刺激或阈上刺激时,首先是受刺激部位的细胞膜上钠通道部分开放,引起少量 Na^+ 内流,使膜的静息电位值减小,当膜去极化达到某一临界值时,该处钠通道迅速大量开放,引起 Na^+ 迅速大量内流而爆发动作电位。这个能使钠通道迅速而大量开放的临界膜电位值,称为**阈电位**。阈电位值一般比静息电位小 $10\sim20$ mV。实验表明,任何刺激只要能使膜去极化达到阈电位水平,即可触发动作电位,引起细胞兴奋。

(2)局部电位　可兴奋细胞受到一个阈下刺激,不能产生动作电位,但受刺激部位膜上的钠通道仍可少量开放,Na^+ 少量内流而产生局部去极化,这种产生局部去极化的电位称为**局部电位**(图 2-5)。其特点是:①在阈下刺激范围内,电位幅度与刺激强度成正比;②电位幅度随扩散距离的增大而减小或消失;③电位幅度可以叠加,在膜的同一点同时给予多个阈下刺激(时间总和)或在膜上相邻的多处给予阈下刺激(空间总和),可使引起的局部电位叠加起来,当其达到阈电位水平,即可爆发动作电位。

2.动作电位的传导

动作电位一经发生,就会沿着细胞膜向邻近未兴奋部位扩布,称为**传导**。动作电位在神经纤维上的传导,称为**神经冲动**。神经冲动通过突触或神经-肌接头,称为**传递**。

(1)传导原理　当动作电位发生时,由于兴奋部位的去极化,致使膜两侧的电位极性为内正外负,而相邻的静息部位仍为内负外正的极化状态。因此,两个相邻部位之间就出现了电位差,从而形成局部电流。局部电流作用于邻近的静息部位,使之去极化并达到阈电位而爆发动作电位,这样的过程沿着膜上连续进行下去,就表现为动作电位在整个细胞膜上的传导(图 2-6)。

可兴奋细胞传导动作电位原理都相同。但由于有髓神经纤维因髓鞘不导电,具有绝缘性,兴奋的传导只能在相邻的郎飞氏结间产生局部电流,形成跳跃式传导。因此,有髓神经纤维传导速度比无髓纤维快得多,而且这种传导在单位长度内传导一次兴奋所涉及的跨膜离子少,因此,还是一种更"节能"的传导方式。

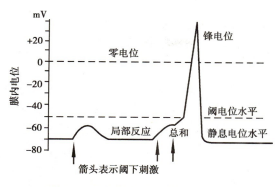

图 2-5　阈电位、局部电位及其总和

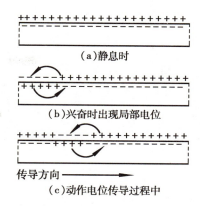

(a)静息时

(b)兴奋时出现局部电位

传导方向

(c)动作电位传导过程中

图 2-6　动作电位传导机制模式图

（2）传导特点　动作电位传导具有三个特点：①不衰减性。电位幅度不会因传导距离增大而减小。②"全或无"现象。动作电位一旦发生，其幅度、传导速度即达到最大值，不因刺激强度增加而增大，否则就不会产生。③双向性传导。兴奋在受刺激部位向相反两个方向传导。

此外，动作电位在神经纤维上传导的特点还有：①绝缘性。在一条混合神经干中，各条纤维传导的兴奋互不干扰，保证神经传导的准确性。②完整性。神经纤维传导兴奋时，结构和功能都要完整。如损伤、麻醉、低温等破坏了神经纤维的完整性，可导致传导阻滞。③相对不疲劳性。神经纤维传导兴奋可持续很长时间，而不易产生疲劳。

第二节　肌细胞的收缩功能

人体各种形式的运动，主要依靠肌细胞的收缩活动来实现。骨骼肌、心肌和平滑肌在结构和功能上虽有差异，但收缩的基本形式和原理是相似的。现以骨骼肌为例予以说明。

一、骨骼肌的收缩原理

目前，公认的是"肌丝滑行学说"解释。该学说认为，肌肉收缩并非肌纤维（肌细胞）中肌丝本身的长度缩短或卷曲，而是由于肌纤维中细肌丝沿粗肌丝向中线滑行造成的。肌丝滑行使肌节长度缩短，肌原纤维缩短，表现为肌肉的收缩（图 2-7）。

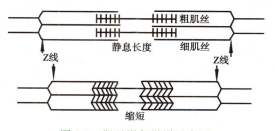

图 2-7　肌丝滑行学说示意图

（一）肌丝的分子组成

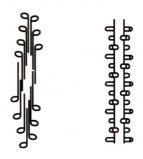

图 2-8　粗肌丝分子排列示意图

肌纤维的主要成分是肌原纤维,由若干肌节组成。肌节是肌肉收缩的基本结构和功能单位,每一肌节由许多粗肌丝和细肌丝有规律地交错排列而成。

粗肌丝由肌球蛋白组成。肌球蛋白分子分为球头部和杆状部,杆状部聚合构成粗肌丝的主干;球头部伸出粗肌丝表面,形成一些等间距的横突,称为**横桥**(图 2-8)。横桥的特性有:①横桥具有 ATP 酶的作用,它可以分解 ATP 作为肌丝滑动的能量;②横桥在一定条件下能与肌动蛋白分子呈可逆性结合,牵动细肌丝向肌节中央滑动。

细肌丝由肌动蛋白、原肌球蛋白和肌钙蛋白组成。其中肌动蛋白构成细肌丝的主体,原肌球蛋白有阻止横桥与肌动蛋白结合的作用,肌钙蛋白是 Ca^{2+} 受体蛋白(图 2-9)。

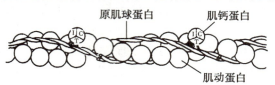

图 2-9　细肌丝的分子组成示意图
I,T,C 分别代表肌钙蛋白的 3 个亚单位

（二）肌丝滑行的过程

肌细胞兴奋时,肌浆网释放 Ca^{2+},致使肌浆中 Ca^{2+} 浓度升高,Ca^{2+} 与肌钙蛋白结合,使其构型发生改变,牵拉原肌球蛋白移位,使肌动蛋白被掩盖的位点暴露,横桥立即与之结合,产生两种效应。一是横桥的 ATP 酶被激活,分解 ATP 并释放能量;二是横桥发生扭动,牵拉细肌丝滑向粗肌丝的 M 线,使肌节缩短,肌纤维收缩。相反,当肌浆中 Ca^{2+} 浓度降低时,肌钙蛋白与 Ca^{2+} 分离,原肌球蛋白又复位到肌动蛋白的位点上,并将其掩盖,横桥停止扭动,与肌动蛋白解离,细肌丝滑出,肌节恢复原长度,肌纤维舒张(图 2-10)。

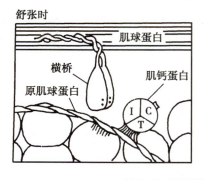
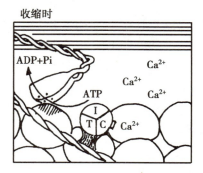

图 2-10　肌丝滑行的分子模式图

(三)兴奋-收缩耦联

所谓**兴奋-收缩耦联**,是指以动作电位为特征的兴奋过程和以肌丝滑行为表现的收缩过程之间的中介过程。三联管是兴奋-收缩耦联的结构基础,耦联因子是 Ca^{2+}。在机体内,骨骼肌的收缩受运动神经支配。当神经冲动经运动终板传至肌纤维时发生兴奋,肌膜产生动作电位,这一电位变化迅速通过横管扩布到三联管,三联管再把信息传向肌浆网,于是 Ca^{2+} 被释放入肌浆,使肌浆中 Ca^{2+} 浓度增高,Ca^{2+} 与肌钙蛋白结合,触发肌丝滑行,产生肌肉收缩。当神经冲动停止时,肌膜电位恢复,肌浆中 Ca^{2+} 又被终池膜上"钙泵"重新泵回终池,使肌浆中 Ca^{2+} 浓度降低,肌钙蛋白与 Ca^{2+} 分离,出现肌肉舒张(图 2-11)。

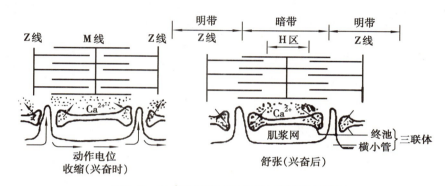

图 2-11　Ca^{2+} 在兴奋-收缩耦联中作用示意图

二、骨骼肌的收缩形式

(一)等长收缩和等张收缩

肌肉收缩按其长度和张力的变化可分为**等长收缩**和**等张收缩**。前者是指肌肉收缩时,长度不变而张力增加;后者是指肌肉收缩时张力不变而长度缩短。肌肉收缩究竟表现为哪种形式,与肌肉收缩所承受的负荷有关。负荷有两种:肌肉收缩前就已加在肌肉上的负荷,称为前负荷。在一定范围内,它可增加肌肉收缩前的初长度,进而增强肌肉的收缩力。**后负荷**是指肌肉收缩时才遇到的负荷,它能阻碍肌肉缩短。在有后负荷的情况下,肌肉首先通过等长收缩使其张力增加;当张力增加到超过后负荷时,呈现等张收缩。不过人体在自然条件下的肌肉运动,不会产生单纯的等长收缩或等张收缩,是一种既改变长度又改变张力的混合性收缩。

(二)单收缩和强直收缩

当肌细胞受到一次刺激,就会产生一次动作电位,引起一次收缩,称为**单收缩**。实验记录,单收缩可分为收缩期和舒张期。当肌肉受到连续刺激时,收缩波出现重叠,表现为强而持久的收缩,称为**强直收缩**。由于刺激的频率不同可将强直收缩分为两种:一种是**不完全性强直收缩**。如果刺激频率较低,新刺激总是落在前一次收缩过程的舒张期,表现为舒张过程不完全而形成的锯齿状斜线;另一种是**完全性强直收缩**。由于刺激频率较高,新的刺激总是落在前一次收缩过程的缩短期而形成各次机械收缩的完全融合,实验记录为一条平滑的斜线(图2-12)。

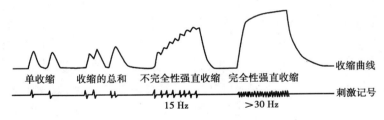

图 2-12　单收缩与强直收缩

通常神经冲动传向骨骼肌的兴奋都是连续的、多个的,不会出现单收缩。因此,正常机体内骨骼肌都是强直收缩。

（姜德才）

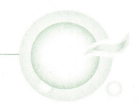

第三章
血 液

血液是一种循环流动于心血管系统中液态的结缔组织,是体液的重要组成部分。血液具有运输、防御和维持内环境稳态等功能。临床上许多疾病都可导致血液成分或性质发生特征性的变化,因此,血液检测的方法可作为临床疾病辅助诊断的依据。

第一节　血量和血液的理化特性

一、血量及血细胞比容

正常成人的血液总量占体重的 7%~8%。一个体重 60 kg 的人,其血量为 4.2~4.8 L。其中的 90% 血液在心血管内循环流动,称为**循环血量**;另外的 10% 血液滞留于肝、肺和皮下静脉丛等处,称为**储存血量**。当剧烈运动、情绪激动或大失血时,储存血量可释放出来补充循环血量的不足,以维持机体的需要。

血液由血浆和血细胞组成。将血液抽出注入加有抗凝剂的刻度比容管中,离心沉淀后,血液分为上下两层:上层淡黄色透明液体为血浆;下层是深红色不透明的血细胞,其中绝大部分是红细胞,红细胞的表面一薄层灰白色不透明的为白细胞和血小板。用离心方法所测得的血细胞在全血中所占的容积百分比,称**血细胞比容**(图 3-1)。正常成年男性的血细胞比容为 40%~50%,女性为 37%~48%,新生儿为 55%。当血浆容量或红细胞数量发生改变时,均可影响血细胞比容。例如贫血时,因红细胞数量减少而导致血细胞比容减小;脱水时,可因血浆量减少而导致血细胞比容增大。

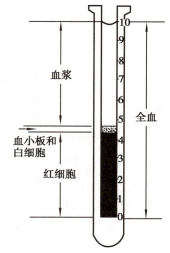

图 3-1　血液细胞比容示意图

二、血液的理化特性

(一)颜色

血液呈红色,因红细胞内的血红蛋白是红色。动脉血中血红蛋白含氧丰富,呈鲜红色;静脉血中血红蛋白含氧较少,呈暗红色。血浆中因含微量胆色素,所以呈淡黄色。

(二)比重

正常人全血的比重(相对体积质量)为1.050~1.060,其高低主要取决于血液中红细胞数量;血浆的比重为1.025~1.030,主要取决于血浆蛋白的含量。

(三)黏滞性

血液黏滞性是水的4~5倍,其大小与血细胞和血浆蛋白数量有关。

(四)酸碱度

血液呈弱碱性,正常人血液的pH值为7.35~7.45。血液中有各种缓冲体系,其中主要的缓冲对有$NaHCO_3/H_2CO_3$,血红蛋白盐/血红蛋白,通过它们的作用维持血液酸碱度的相对稳定,这对于机体正常代谢和功能活动的维持是十分重要的。当血浆pH值低于7.35时,为酸中毒;高于7.45时,则为碱中毒。

(五)渗透压

正常人体血浆渗透压约为5 800 mmHg(773 kPa,1 mmHg=0.133 kPa),其大小与溶液中溶质颗粒数的多少成正比。

第二节　血　浆

血浆是机体内环境的重要组成部分,是血细胞生活的细胞外液。正常情况下,血浆中各种成分和理化性质保持相对稳定。

一、血浆的成分及其作用

血浆中水的含量最多,占91%~92%,是血液所有成分的溶剂或携带媒介。其余成分8%~9%主要包括血浆蛋白、非蛋白含氮化合物、无机盐、葡萄糖、脂类、酶、激素、维生素、氧和二氧化碳等。血浆中各成分各具其功能,下面主要介绍几种重要成分的功能。

(一)血浆蛋白

血浆蛋白是血浆中各种蛋白质的总称,主要包括白蛋白、球蛋白和纤维蛋白原三类。血浆蛋白总含量为65~85 g/L。其中白蛋白分子量小而数量多,为40~50 g/L,主要参与血浆胶体渗透压的形成;球蛋白为15~30 g/L,主要发挥免疫、防御作用。在血液中,白蛋白与球蛋白的比值为(1.5~2.5):1,当肝脏功能严重受损时可出现比值倒置。正常纤维蛋白原为2~4 g/L,主要参与血液凝固。此外,血浆蛋白还在物质运输、维持酸碱平衡等方面具有重要作用。

（二）无机盐

血浆中的无机盐约占血浆总量的 0.9%，主要以离子状态存在。正离子以 Na^+ 为主，还有少量的 K^+、Ca^{2+}、Mg^{2+} 等；负离子主要是 Cl^-，另外还有 HCO_3^-、HPO_4^{2-}、SO_4^{2-} 等。它们的主要作用是形成血浆晶体渗透压，维持酸碱平衡和神经肌肉的正常兴奋性。

（三）非蛋白含氮化合物

血浆中除蛋白质以外的含氮物质，总称为**非蛋白含氮化合物**，主要包括尿素、尿酸、肌酸、肌酐、氨、多肽和胆红素等。临床上把非蛋白含氮物质所含的氮总称为**非蛋白氮**（NPN）。正常人血液中 NPN 含量为 14~25 mmol/L，其中 1/3~1/2 为尿素氮（BUN）。血液中的 NPN 是蛋白质和核酸的代谢产物，主要由肾排出。因此，测定血中 NPN 或尿素氮含量，有助于了解机体蛋白质的代谢状况和肾的功能。

二、血浆渗透压

渗透压是指溶液中溶质所具有的吸引和保留水分子的力量。血浆中溶质吸引水的力量称为**血浆渗透压**。血浆中溶质颗粒数量越多，其渗透压越大。

（一）血浆渗透压的形成和正常值

正常人血浆渗透压由血浆中的两部分溶质形成。一部分是由血浆中晶体物质如葡萄糖、Na^+ 和 Cl^- 等形成的血浆晶体渗透压；另一部分是由血浆蛋白（主要为白蛋白）形成的血浆胶体渗透压。由于血浆中晶体物质（尤其是电解质）颗粒非常多，是产生血浆渗透压的主要力量，因此血浆渗透压主要是晶体渗透压。血浆胶体渗透压仅为 25 mmHg（3.33 kPa）。与血浆渗透压相等或相近的溶液称为**等渗溶液**，如 5% 葡萄糖溶液和 0.9%NaCl 溶液。高于血浆渗透压的溶液为高渗溶液，反之为低渗溶液。

（二）血浆渗透压的生理作用

血浆渗透压具有吸引水分通过生物半透膜的能力。细胞膜和毛细血管壁都是半透膜，它们均允许水分子通过，但对不同溶质的通透性不同，因此，使血浆晶体渗透压和胶体渗透压表现出不同的生理作用。

1.血浆晶体渗透压的作用

晶体物质能够自由通过毛细血管壁，但不易通过细胞膜，这就造成细胞膜两侧溶液的渗透压差，从而导致渗透现象的发生。因此，血浆晶体渗透压的相对稳定对维持血细胞内外的水平衡和保持红细胞正常形态具有重要作用。当血浆晶体渗透压降低时，进入红细胞内的水分增多，导致红细胞膨胀甚至破裂，即**溶血**。当晶体渗透压增高时，红细胞中水分则渗出，引起皱缩。

2.血浆胶体渗透压的作用

血浆蛋白不能通过毛细血管壁，故组织液中蛋白质含量比血浆低。因此，血浆胶体渗透压高于组织液，有利于将组织液中的水分吸引进入血管。所以，血浆胶体渗透压具有调节血管内外水分交换和维持血容量的作用。如血浆蛋白减少，血浆胶体渗透压降低，组织液中水分潴留，导致水肿。

第三节 血 细 胞

一、红细胞

（一）红细胞的数量与功能

红细胞是血液中数量最多的血细胞。正常成年男性红细胞数量为$(4.0\sim5.5)\times10^{12}$个/L，女性为$(3.5\sim5.0)\times10^{12}$个/L，新生儿为$(6.0\sim7.0)\times10^{12}$个/L。

红细胞的主要功能是运输氧和二氧化碳，在血中红细胞运输氧的量为溶解氧量的 70 倍，在红细胞的参与下血液运输二氧化碳的量为溶解量的 18 倍。红细胞对血液酸碱度也具有一定的缓冲能力。这些功能主要是由红细胞内的血红蛋白完成的。若红细胞破裂溶血，血红蛋白逸出，则失去其功能。正常成年男性血红蛋白浓度为 $120\sim160$ g/L，女性为 $110\sim150$ g/L。外周血液中红细胞数或血红蛋白含量低于正常最低值，称为**贫血**。

（二）红细胞的主要生理特性

（1）红细胞的渗透脆性　**红细胞的渗透脆性**是指红细胞对低渗溶液的抵抗力。抵抗力大则脆性小，反之则脆性大。实验证明，正常人的红细胞在 0.42% 的 NaCl 溶液中开始出现溶血，在 0.35% 的 NaCl 溶液中完全溶血。在某些溶血性疾病中，患者的红细胞开始溶血及完全溶血的 NaCl 溶液浓度均高于正常水平，表明其红细胞的渗透脆性增大，对低渗溶液的抵抗力减小，容易破裂溶血。

（2）红细胞的悬浮稳定性　**红细胞的悬浮稳定性**是指红细胞在血浆中保持悬浮状态而不易下沉的特性。在临床上常用血沉来表示。**血沉**是红细胞沉降率的简称，反映红细胞沉降的速度，通常以抗凝血垂直静置 1 小时末红细胞下沉的距离表示。血沉值越大，表明红细胞的悬浮稳定性越差。用韦氏法测定血沉，第一小时末正常成年男性为 $0\sim15$ mm，成年女性为 $0\sim20$ mm。红细胞沉降速度的快慢主要决定于血浆成分的变化，而不决定于红细胞本身。血浆中球蛋白、纤维蛋白原以及胆固醇增多时，红细胞下沉加速，血沉加快；血浆中白蛋白、卵磷脂增多时，血沉减慢。如患活动性肺结核、风湿热等疾病时，血浆中球蛋白增多，血沉加快。

（三）红细胞的生成与破坏

1.红细胞的生成

胚胎时期红细胞主要在肝、脾和骨髓生成。出生后则主要在骨髓造血。若骨髓造血功能受到放射线、药物等理化因素的抑制，将使 3 种血细胞的生成和血红蛋白均减少，引起再生障碍性贫血。

红细胞的主要成分是血红蛋白。铁和蛋白质是血红蛋白的基本成分。因此，红细胞生成的基本原料是蛋白质和铁。因某种原因引起蛋白质缺乏时，可使血红蛋白合成减少，导致营养不良性贫血；铁供给不足、吸收利用障碍或慢性失血，均会导致机体缺铁，使血红蛋白合成减少，引起缺铁性贫血。在红细胞发育成熟过程中，叶酸和维生素 B_{12} 可促进红细胞成熟。当叶酸和维生素 B₁₂ 缺乏时,可导致红细胞核内 DNA 合成障碍,细胞分裂能力下降,使许多红细胞停滞在幼红细胞阶段,引起巨幼红细胞性贫血。胃腺壁细胞分泌的内因子可以促进维生素 B₁₂ 在回肠的吸收,故内因子缺乏也可引起巨幼红细胞性贫血。

促红细胞生成素是调节红细胞生成的主要因素。机体缺氧时,肾可释放促红细胞生成素。促红细胞生成素能够直接刺激骨髓造血,并促进成熟红细胞入血。当红细胞数目增加,机体缺氧缓解,肾释放的红细胞生成素也随之减少。依靠这种负反馈调节,红细胞数目稳定在正常水平。

此外,雄激素也能促使肾产生促红细胞生成素,使血液中红细胞数量增多。雄激素还可以直接刺激骨髓造血。青春期后,男性红细胞数、血红蛋白含量均高于女性,与雄激素水平有关。

2.红细胞的破坏

红细胞的平均寿命约为 120 天。衰老的红细胞脆性增加,在血流湍急处因机械性冲撞而破损;或因变形能力减退,在通过微小孔隙时发生困难而滞留,被巨噬细胞所吞噬。肝、脾是红细胞破坏的主要场所。脾功能亢进时,可使红细胞破坏增加,导致脾性贫血。

二、白细胞

(一)白细胞的正常值和分类计数

白细胞是数量最少的血细胞。正常成人白细胞总数为 $(4.0 \sim 10.0) \times 10^9$ 个/L,其中中性粒细胞占 50% ~ 70%,嗜酸性粒细胞占 0.5% ~ 5%,嗜碱性粒细胞占 0 ~ 1%,淋巴细胞占 20% ~ 40%,单核细胞占 3% ~ 8%。

(二)白细胞的生理功能

白细胞的主要功能是通过吞噬作用和免疫功能,实现对机体的防御、保护作用。但不同的白细胞又各有其功能特点。

(1)中性粒细胞　中性粒细胞具有十分活跃的变形运动能力、趋化性和吞噬作用,其主要功能是吞噬细菌、衰老红细胞和自身的坏死组织。当细菌侵入或局部有炎症时,中性粒细胞可从毛细血管渗出,聚集在病灶处,将其吞噬并消化分解。因此,中性粒细胞是机体抵抗病原微生物,特别是化脓性细菌入侵的第一道防线。临床上患急性化脓性细菌感染时,白细胞总数增多,中性粒细胞百分率增高。当中性粒细胞减少到 1.0×10^9 个/L 时,机体容易发生感染。

(2)单核细胞　单核细胞也具有变形运动、趋化性和吞噬作用,但吞噬能力较弱,当它进入组织转变为巨噬细胞后,吞噬能力大为增强。单核巨噬细胞的主要功能是:①吞噬作用,吞噬清除外来的病原微生物和衰老损伤的细胞;②参与激活淋巴细胞的特异性免疫;③识别并杀伤肿瘤细胞。

(3)嗜酸性粒细胞　嗜酸性粒细胞的主要作用是:①抑制嗜碱性粒细胞合成与释放组胺等活性物质,从而抑制其在过敏反应中的作用;②参与对蠕虫的免疫,嗜酸性粒细胞可黏附在蠕虫上并杀伤蠕虫。所以,患过敏性疾病或某些寄生虫感染时,嗜酸性粒细胞增多。

(4)嗜碱性粒细胞　嗜碱性粒细胞能产生组胺、肝素和过敏性慢反应物质等。肝素具有抗凝作用;组胺和缓激肽可使支气管平滑肌收缩,毛细血管通透性增加,引起哮喘、荨麻疹等过敏症状。

(5)淋巴细胞　淋巴细胞参与机体的特异性免疫功能。血液中的淋巴细胞按其发生和功能的差异,分为 T 淋巴细胞和 B 淋巴细胞两类。T 淋巴细胞与细胞免疫有关;B 淋巴细胞参与体液免疫。

三、血小板

正常成人血小板数为$(100\sim300)\times10^9$个/L。血小板由骨髓巨核细胞裂解脱落下来的具有生物活性的小块胞质形成,平均寿命为 7~14 天,衰老的血小板在脾被吞噬处理。血小板进入血液后只在开始 2 天具有生理功能。

(一)维持血管内皮的完整性

正常情况下,血小板能附着于血管壁上,以填补血管内皮细胞脱落留下的空隙,甚至可与内皮细胞融合。因此,血小板对维持血管内皮的完整性和对内皮细胞的修复有重要作用。当血小板减少到50×10^9个/L 以下时,毛细血管的通透性和脆性增加,可引起出血倾向,轻微创伤便可引起皮肤和黏膜下出血,甚至发生出血性紫癜。

(二)参与生理性止血

生理性止血是指小血管损伤,血液从血管内流出数分钟后自行停止的现象。其过程主要包括小血管收缩、血小板血栓形成和纤维蛋白血凝块形成三个时相。首先是损伤局部的血管出现收缩,这是由于损伤刺激引起局部血管反射性收缩以及血小板释放的缩血管物质的作用;其次是血小板黏附、聚集于血管破损处,形成一个松软的止血栓堵塞伤口,实现初步止血;同时,血浆中的凝血系统被激活,凝血过程发生,在血小板的促进下,局部迅速出现血凝块,形成由纤维蛋白与血小板共同构成的牢固止血栓,达到有效的生理性止血。

综上所述,血小板在生理止血过程中发挥了重要作用,主要体现在:①释放多种缩血管物质,使血管收缩,减慢血流,利于止血;②通过黏附、聚集形成血小板血栓堵住出血口;③促进凝血块生成,达到有效的止血目的。

用小针刺破耳垂或指尖使血液流出,然后测定血液从流出到自然停止所需的这段时间,称为**出血时间**。正常人出血时间为 1~3 min。血小板减少或功能有缺陷时,出血时间延长。

(三)参与凝血

血小板可释放与凝血有关的物质,如血小板因子Ⅲ(PF_3)等。另外,血小板还能吸附多种凝血因子,促进血凝过程的发生。

第四节　血液凝固与纤维蛋白溶解

一、血液凝固

血液凝固是指血液从流动的液体状态变成不流动的胶胨状态的过程。目前认为,血液凝固是由许多凝血因子参与的、复杂的酶促反应过程。该过程的最终反应是血浆中的可溶性纤维蛋白原转变为不溶性的纤维蛋白,纤维蛋白交织成网,将血细胞及血中有形成分网罗在内形成血凝块。

(一)凝血因子

血浆和组织中直接参与血液凝固的物质统称为**凝血因子**。目前公认的凝血因子有12种,按国际命名法用罗马字编号(表3-1)。这些因子中,只有因子Ⅲ存在于组织细胞中,其余因子均在血浆内;除因子Ⅳ为 Ca^{2+} 以外,其余都是蛋白质;无活性的因子Ⅱ、Ⅸ、Ⅹ、Ⅺ、Ⅻ被激活后,通常在该因子右下角加"a"表示;凝血因子大都在肝内合成,其中因子Ⅱ、Ⅶ、Ⅸ、Ⅹ的合成需要维生素 K 参与,故当体内维生素 K 不足或患严重肝病时,常伴有凝血障碍。此外,前激肽释放酶、血小板Ⅲ因子(PF_3)等也直接参与凝血过程。

表 3-1　按国际命名法编号的凝血因子

编　号	同义名	编　号	同义名
因子Ⅰ	纤维蛋白原	因子Ⅷ	抗血友病因子
因子Ⅱ	凝血酶原	因子Ⅸ	血浆凝血激酶
因子Ⅲ	组织因子	因子Ⅹ	斯多特-拍劳因子
因子Ⅳ	Ca^{2+}	因子Ⅺ	血浆凝血激酶前质
因子Ⅴ	前加速素	因子Ⅻ	接触因子
因子Ⅶ	前转变素	因子ⅩⅢ	纤维蛋白稳定因子

(二)血液凝固过程

血液凝固过程是凝血因子按顺序激活的酶促反应过程,大致分为三步:凝血酶原激活物的形成;凝血酶的形成;纤维蛋白的形成。

1.凝血酶原激活物的形成

凝血酶原激活物是因子Ⅹ与因子Ⅴ、Ca^{2+} 和 PF_3 形成的复合物的总称。该复合物形成的关键是因子Ⅹ的激活。激活因子Ⅹ的启动方式有两条途径:

(1)内源性激活途径　这是指参与凝血的因子均来自血液中,从因子Ⅻ的激活开始,完全依靠血浆内的凝血因子激活因子Ⅹ的过程。当血浆中无活性的因子Ⅻ与血管内膜损伤处或异物表面接触时,即被激活为Ⅻ$_a$。Ⅻ$_a$在高分子激肽原的参与下激活因子Ⅺ,Ⅺ$_a$在 Ca^{2+} 参与下可激活因子Ⅸ,Ⅸ$_a$与因子Ⅷ、Ca^{2+} 和 PF_3 共同激活因子Ⅹ,使其成为Ⅹ$_a$。因子Ⅷ对Ⅸ激活因子Ⅹ起促进作用,在因子Ⅷ存在的情况下,可使Ⅸ$_a$对因子Ⅹ的激活加快几百倍。因此,因子Ⅷ缺乏,将导致血液凝固发生非常缓慢,引起伤口出血不止,临床上称为血友病。

(2)外源性激活途径　这是指凝血的始动因子来自血管外的因子Ⅲ。当组织损伤、血管破裂时,组织细胞释放出因子Ⅲ,与血浆中的因子Ⅶ、Ca^{2+} 组成复合物,此复合物直接将因子Ⅹ激活成Ⅹ$_a$。

Ⅹ$_a$与因子Ⅴ、Ca^{2+} 以及 PF_3 一起形成凝血酶原激活物(图 3-2)。

2.凝血酶的形成

凝血酶原激合物可迅速地将血浆中无活性的凝血酶原(因子Ⅱ)激活成为凝血酶(Ⅱ$_a$)。

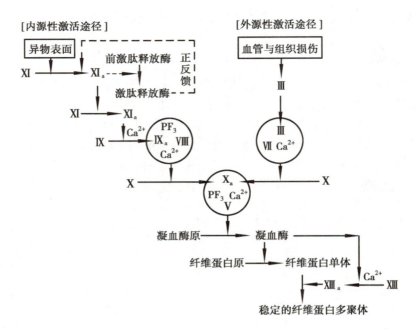

图 3-2　血液凝固过程

3.纤维蛋白的形成

凝血酶能迅速催化纤维蛋白原分解,使之转变成纤维蛋白单体。同时,凝血酶还激活因子XIII成为XIII_a,XIII_a在Ca^{2+}参与下将纤维蛋白单体变成牢固的不溶性纤维蛋白多聚体,即纤维蛋白。纤维蛋白交织成网,将血细胞网罗在其中形成血凝块。

血液凝固一段时间后,血凝块逐渐回缩,析出的淡黄色液体称为**血清**。血清与血浆的主要区别在于血清中不含纤维蛋白原和血凝过程中被消耗掉的某些凝血因子。

(三)抗凝系统

正常情况下,血管内流动的血液一般不会发生凝固。其原因有三个:①血管内膜光滑完整,对因子XII和血小板无激活作用,血凝过程不易启动;②快速的血流及稀释作用,使血小板和凝血因子不易聚集;③血浆中的抗凝系统发挥对抗血凝的作用。

血浆中的抗凝系统主要是抗凝血酶III和肝素两种抗凝物质。抗凝血酶III是由肝脏和血管内皮细胞分泌的,它可与IX_a、X_a、XI_a、XII_a结合使其失去活性,从而阻断血凝过程。肝素主要通过增强抗凝血酶III的活性达到抗凝目的。当抗凝血酶III与肝素结合后,抗凝血酶III与凝血酶的亲和力增强 100 倍。因此,肝素是一种强抗凝剂,广泛应用于临床上血栓性疾病的防治。

(四)影响血液凝固的因素

血凝过程是多环节的连锁反应过程,且每一个环节都是密切联系的。若一个环节受阻或被促进,则整个血凝过程就会停止或被加速。正常人从血液流出至形成血凝块所需时间为 2~8 min(玻片法),称为**凝血时间**。凡能阻断或延缓血凝过程的因素都可以抗凝,使凝血时间延长。如柠檬酸钠和草酸钠常用于体外抗凝,其机制在于它们能去掉血浆中的 Ca^{2+},使血凝停止;相反,能加速血凝过程的因素则可以促凝,使凝血时间缩短。例如在外科手术时,常使用温热盐水纱布或明胶海绵压迫伤口止血,这是利用粗糙面易激活因子XII和血小板,以及温热可提高酶的活性,加速酶促反应,使血凝过程加速而止血。

二、纤维蛋白溶解

纤维蛋白被血浆中的纤溶系统降解液化的过程,称为**纤维蛋白溶解**,简称纤溶。其生理意义在于使血液保持液态,血流通畅,防止血栓形成。

纤溶系统主要包括纤维蛋白溶解酶原(简称"纤溶酶原")、纤维蛋白溶解酶(简称"纤溶酶")、纤溶酶原激活物和纤溶抑制物四种成分。纤溶的基本过程分为两个阶段,即纤溶酶原的激活和纤维蛋白的降解。

(一)纤溶酶原的激活

纤溶酶原是存在于血浆中的一种无活性的 β 球蛋白,需被激活成为纤溶酶。能使纤溶酶原激活的物质称为**纤溶酶原激活物**,主要有两类:

(1)组织激活物 它由各种组织细胞和血管内皮细胞合成,由肾合成的尿激酶也属于此类。其主要作用是防止血栓形成。目前,尿激酶已提取并作为溶栓剂应用于临床。

(2)依赖于Ⅻ的激活物 如前激肽释放酶和Ⅻ$_a$也可激活纤溶酶原。这类激活物可使血凝与纤溶互相配合并保持平衡。

(二)纤维蛋白的降解

纤溶酶是一种活性很强的蛋白水解酶,可使纤维蛋白或纤维蛋白原水解为许多可溶的小肽即纤维蛋白降解产物,从而使血凝块液化。

(三)纤溶抑制物及其作用

血浆中有多种抑制纤溶的物质,称为**纤溶抑制物**。其主要有两类:一类是抗纤溶酶,如 α_2 抗纤溶酶和 α_2 巨球蛋白,具有抑制纤溶酶的活性;另一类是纤溶酶原激活物的抑制物,能抑制组织激活物和尿激酶,阻断纤溶酶的激活。通过这两类激活物的作用,抑制纤维蛋白的溶解。

在正常人体内,血凝和纤溶处于动态平衡。当血管内面有少量纤维蛋白形成时,纤溶系统激活使纤维蛋白溶解,保持血流的畅通。若两个系统之间的平衡被破坏,即可出现凝血或出血。

第五节 血 型

输血是临床上某些疾病如大失血、贫血等的有效治疗措施。但不是任何人的血液都可互相输用的,输血受血型的限制。**血型**一般是指红细胞膜上特异性抗原的类型。目前已发现有二十几种血型系统,其中与临床关系密切的是 ABO 血型系统和 Rh 血型系统。

一、ABO 血型系统

(一)ABO 血型的分型依据和血型判断

ABO 血型系统的抗原又叫**凝集原**,在人类红细胞膜上存在 A 凝集原和 B 凝集原两种。依据红胞膜上所含凝集原的种类和有无,将血液分为 4 种血型:凡红细胞膜上只含 A 凝集原的,称为 A 型;只含 B 凝集原的,称为 B 型;A,B 两种凝集原都有的,称为 AB 型;A,B 两种凝集原都没有的,称为 O 型。ABO 血型系统的血浆中有两种天然抗体称为**凝集素**,分别是抗 A 凝集素和抗 B 凝集素。在 A 型血的血清中含有抗 B 凝集素,B 型血的血清中含有抗 A 凝集素,AB 型血的血清中无凝集素,O 型血的血清中有抗 A、抗 B 两种凝集素(表 3-2)。在同一个体中,相对抗的凝集原和凝集素不会同时存在。

表 3-2　ABO 血型系统的分型

型　别	红细胞的抗原(凝集原)	血清中的抗体(凝集素)
A 型	A	抗 B
B 型	B	抗 A
AB 型	A,B	无
O 型	无	抗 A、抗 B

(二)ABO 血型系统与输血

输血遵循的根本原则是首先必须进行血型鉴定,保证供血者与受血者的血型相合,避免在输血过程中出现红细胞凝集反应。因此,在血型相同的人之间进行输血前必须进行交叉配血试验。但在缺乏同型血而又必须输血的情况下,可考虑少量、缓慢地输入异型血。由于异型输血的量少、速度慢,输入的供血者血浆中的抗体可以被受血者的血液稀释,不足以使受血者的红细胞发生凝集反应,因此在异型输血时必须保证供血者的红细胞不被受血者血浆中的抗体所凝集。O 型血的红细胞膜上 A、B 两种抗原均无,不能被任何血型的血浆所凝集,故可以将 O 型血输给其他血型的患者,为万能输血者。AB 型血的血浆中抗 A 和抗 B 两种抗体都没有,故其他任何血型的血液均可以输入,为万能受血者。ABO 血型的输血关系概括为图3-3所示。

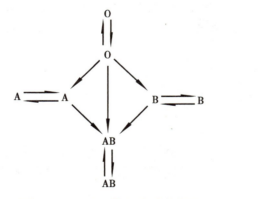

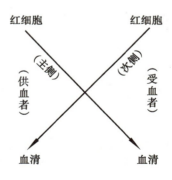

图 3-3　ABO 血型输血关系示意图　　　　图 3-4　交叉配血试验

(三)交叉配血试验

为了确保输血的安全,即使是同型血相输,在输血前必须进行交叉配血试验(图 3-4)。把供血者的红细胞与受血者的血清相混合称为主侧;受血者的红细胞与供血者的血清相混合称为次侧。如果两侧均无凝集反应,为配血相合,输血最为理想;若主侧凝集,不论次侧结果如何均为配血不合,绝对不能输血;主侧不凝集而次侧凝集,为配血基本相合,只能在紧急情况下按异型输血的原则慎重处理。

二、Rh 血型系统

Rh 血型系统是人类红细胞表面与 ABO 血型系统同时存在的另一种血型系统,因最早发现于恒河猴(Rhesus)而得名。红细胞膜上有 40 多种 Rh 抗原,与临床上有密切联系的是 C,c,D,E,e 五种 Rh 抗原,其中以 D 抗原的抗原性最强。故将红细胞膜上含 D 抗原的,称为 Rh 阳性;不含 D 抗原的,称为 Rh 阴性。

Rh 血型系统的特点是人的血清中不存在抗 Rh 抗原的天然抗体,故在第一次输血时不需考虑 Rh 血型是否相合。但 Rh 阴性的人接受 Rh 阳性血液后,可刺激机体产生相应的抗 Rh 抗体,若再次接受 Rh 阳性血液,则已产生的抗体可将输入的红细胞凝集。另外,Rh 阴性的母亲若孕育 Rh 阳性的胎儿,Rh 阳性胎儿的红细胞因某种原因进入母体,也可刺激母体产生抗 Rh 抗体,如果再次孕育 Rh 阳性胎儿,由于母体的抗 Rh 抗体分子较小,可透过胎盘进入胎儿体内,使 Rh 阳性胎儿发生溶血性贫血,甚至导致胎儿死亡。

在我国汉族和大部分少数民族中,Rh 阳性者约占 99%,阴性者占 1% 左右。但在某些少数民族中,Rh 阴性者的比例较大,如塔塔尔族为 15.8%,苗族为 12.3%。所以在 Rh 阴性者分布较多地区工作的医护人员,对 Rh 血型的问题应特别重视。

(吴正吉)

第四章
血液循环

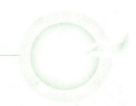

血液在心血管内沿一定方向周而复始的流动,称为**血液循环**。其主要作用是完成体内的物质运输、保证体内物质代谢、维持内环境的稳态、发挥血液的防御等生理功能。

血液循环是机体生存的必要条件,如果人体血液循环停止,则所有器官和组织都将失去O_2及营养物质供应,新陈代谢不能正常进行,最终导致人体脑、心、肾等重要器官的损害,甚至危及生命。

第一节　心脏生理

心脏是由心肌构成的具有 4 个腔隙的中空器官。通过心肌的舒缩改变心腔内的压力,推动血液不停地循环流动,称为**泵血功能**。心脏的泵血功能是建立在心肌生理特性基础上的,而心肌的生理特性又与心肌细胞的生物电有着密切联系。

一、心脏的泵血功能

(一)心率与心动周期

(1)心率　心脏每分钟搏动的频率称为**心率**。正常成年人安静时为 60~100 次/min,平均 75 次/min。心率低于 60 次/min 为**心动过缓**,超过 100 次/min 为**心动过速**。心率可因年龄、性别、生理状态不同而异。新生儿心率可超过 130 次/min,以后逐渐减慢,至青春期接近成年人;在成年人中,女性心率比男性稍快;经常进行体育锻炼或体力劳动者,心率较慢,同一个人,安静或睡眠时心率减慢,运动或情绪激动时心率增快。

(2)心动周期　心脏每收缩和舒张一次,称为一个**心动周期**。按正常成年人心率 75 次/min计算,一个心动周期经历的时间为 0.8 s,其中心房收缩 0.1 s,舒张 0.7 s;心室收缩 0.3 s,舒张 0.5 s(图 4-1)。

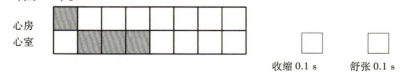

图 4-1　心动周期示意图

在心动周期中,收缩期较舒张期短,故随着心率的加快,心动周期的时间缩短,舒张期缩短较收缩期更明显。因此,心率加快时,心肌工作时间相对延长,休息时间相对缩短,这对心脏活动是不利的。临床上快速型心律失常导致的心力衰竭,就是这个原因。

(二)心脏的泵血功能

心肌的收缩与舒张导致心腔内的压力改变,致使血液射入动脉的过程,称为**心脏的泵血功能**。整个过程可分为心脏射血和充盈两个步骤。现以左心为例,说明心脏泵血的全过程。

1.心室收缩期

心室收缩期包括等容收缩期、快速射血期和减慢射血期。

(1)等容收缩期　心室收缩开始后,室内压迅速升高,超过房内压,推动房室瓣关闭,防止血液倒流入心房。此时室内压仍低于主动脉压,动脉瓣处于关闭状态。由于房室瓣和主动脉瓣关闭,心室成为一个封闭的腔隙,虽然心室肌强烈收缩,室内压急剧升高,但无血液射出,心室容积不变,故称为**等容收缩期**,此期历时约 0.05 s。等容收缩期的长短取决于心肌收缩力的强弱及动脉压的高低。心肌收缩力强、动脉血压低时,可使等容收缩期缩短;反之,等容收缩期延长。

(2)快速射血期　在等容收缩期末,心室肌继续收缩,室内压超过主动脉压,主动脉瓣被推开,此时,血液由心室快速射入主动脉,心室容积迅速缩小,称为**快速射血期**,历时约 0.1 s。此期射入主动脉的血量最多,占总射血量的 80%~85%。

(3)减慢射血期　快速射血期后,因大量血液射入主动脉,使主动脉压升高,此时心室内血液量减少,室内压与动脉压差缩小,射血速度明显减慢,称为**减慢射血期**,历时约 0.15 s。在减慢射血期末,室内压虽略低于主动脉压,但心室的血液仍可依其惯性作用继续射入主动脉。

2.心室舒张期

心室收缩结束后进入舒张期,此期血液充盈心室,为下次射血储备血量。心室舒张期可分为等容舒张期、快速充盈期、减慢充盈期。

(1)等容舒张期　心室收缩结束后舒张开始,室内压迅速下降,当其低于主动脉压时,主动脉瓣关闭,此时室内压仍然高于房内压,房室瓣仍处于关闭状态,心室容积不变,称为**等容舒张期**。此期历时 0.06~0.08 s。

(2)快速充盈期　在等容舒张期末,心室继续舒张,室内压低于房内压时,房室瓣开放,心房和大静脉内的血液因心室舒张而产生的"抽吸"作用,快速流入心室,心室容积迅速增大,称为**快速充盈期**,历时约 0.11 s。此期流入心室的血液量约占总充盈量的 70%,是心室充盈的主要阶段。

(3)减慢充盈期　快速充盈期之后,随着心室充盈血量的增多,房室之间的压力差逐渐减小,血液流入心室的速度减慢,称**减慢充盈期**,历时约 0.22 s。

3.心房收缩期

在心房、心室共同舒张时,大约 75%的血液不断由静脉回流心房,由心房流入心室。心房收缩,心房内压上升,此时房室瓣开放,大约 25%的血液顺压力差继续流入心室,心室的血液进一步充盈,历时约 0.1 s。至此,心室充盈过程完成。心房收缩,表示第二个心动周期开始。

现将心动周期中心腔内压力、容积、瓣膜开闭、血流方向的变化总结见表4-1。

表 4-1　心动周期中心腔压力、瓣膜活动、血流方向、心室容积等变化

心动周期分期		压力比较	瓣膜开闭		血流方向	心室容积
		心房∶心室∶动脉	房室瓣	动脉瓣		
房 缩 期		房内压>室内压<动脉压	开放	关闭	心房→心室	增大
室缩期	等容收缩期	房内压<室内压<动脉压	关闭	关闭	无出入	不变
	射血期	房内压<室内压>动脉压	关闭	开放	心室→动脉	减小
室舒期	等容舒张期	房内压<室内压<动脉压	关闭	关闭	无出入	不变
	充盈期	房内压>室内压<动脉压	开放	关闭	心房→心室	增大

（三）心音

在心动周期中,由于心肌的收缩与舒张,引起瓣膜的开放和关闭,血液对心室壁的撞击会产生声音,用听诊器在胸壁的一定部位听到的声音,称为**心音**。心音可用仪器描记成心音图(图4-2)。在一个心动周期中,可记录到4个心音。一般情况下,用听诊器只能听到第一心音和第二心音,在某些健康儿童及青年人可听到第三心音,第四心音通常不能听到。

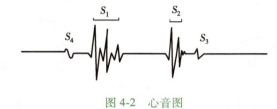

图 4-2　心音图

（1）第一心音　音调低,持续时间较长,为 $0.12 \sim 0.14$ s。第一心音发生在心缩期,是心室开始收缩的标志。其主要由心室肌收缩、房室瓣关闭及心室射出的血液冲击动脉壁引起的振动而形成。在心尖搏动处,即胸前壁第五肋间隙左锁骨中线内听得最清楚,其强弱可反映心肌收缩的力量及房室瓣的功能状态。

（2）第二心音　音调高,持续时间较短,为 $0.08 \sim 0.10$ s。第二心音发生在心舒早期,是心室舒张的标志。其主要由心室舒张、动脉瓣关闭及血液反流撞击动脉根部引起振动而形成。在胸骨旁第二肋间隙听得最清楚。

在临床上,听取心音有助于诊查心瓣膜的功能状况,确定心舒期与心缩期,判定心率和心律正常与否。

（四）心输出量及影响因素

1.心输出量

心输出量在一定程度上反映了心脏泵血功能的好坏。它分为搏出量和每分输出量。

一侧心室每次收缩射出的血量,称**每搏输出量**,简称**搏出量**。左、右心室的搏出量基本相等,正常成人安静状态下,搏出量为 $60 \sim 80$ mL。但左心室舒张末期容积约为 145 mL,右心室约为 137 mL。由此可见,在心室收缩期内并没有将心室内的血液全部射出,因此,搏出量占心室舒张末期容积的百分比,称为**射血分数**。射血分数 $= \dfrac{\text{搏出量(mL)}}{\text{心室舒张末期的容积(mL)}} \times 100\%$。健康成人的射血分数为 $55\% \sim 60\%$。射血分数的大小与搏出量及心室舒张末期的容积有关。在心室病理性扩大、出现心室功能减退的情况下,由于心室舒张末期充盈量增加,搏出量可不减少,而此时

的射血分数却有明显下降。因此,射血分数是评定心泵血功能较为客观的重要指标。

一侧心室每分钟射入动脉的血液量,称为**每分输出量**,简称**心输出量**。它等于搏出量与心率的乘积。心率若按 75 次/min 计算,则心输出量为 4.5~6 L/min,平均约为 5 L/min。心输出量的多少与年龄、性别等因素有关。在相同条件下,女性的心输出量约低于男性 10%;青年人心输出量大于老年人。情绪激动或剧烈运动时可使心输出量增加。

不同个体因其代谢水平不同,对心输出量的需求也不一样,如身材高大者心输出量大于身材矮小者。因此,单纯用心输出量来评价不同个体的心泵血功能是不全面的。人在静息状态下心输出量与体表面积成正比。以每平方米体表面积计算的心输出量[L/(min·m^2)]称为**心指数**,它是评价不同个体之间心功能的常用指标。我国中等身材成人的体表面积为 1.6~1.7 m^2,心指数为 3.0~3.5[L/(min·m^2)]。

2.影响心输出量的因素

心输出量的多少取决于搏出量与心率的乘积,搏出量和心率的改变成为影响心输出量的因素。

(1)搏出量　在心率不变的情况下,搏出量的多少取决于前负荷、后负荷和心肌收缩力。

①前负荷:心室收缩前所承受的负荷,称为**前负荷**。通常指心舒末期的容积,相当于静脉回心血量与心室射血后剩余血量之和。在正常情况下,静脉回心血量和心输出量之间保持着动态平衡。搏出量在一定程度上取决于静脉回心血量。当静脉回心血量增多,心舒末期的容积增大,心肌前负荷增大,心室容积相应扩大,使心室肌"初长度"(即收缩前的长度)增长,心肌收缩力增强,搏出量增多;相反,搏出量减少。这种通过改变心肌初长度来调节搏出量的方式,称为**异长自身调节**,这种调节有一定范围。如果静脉血回心速度过快,量过多,可造成前负荷过重,心肌的初长度超过最适初长度,则心肌收缩力反而减弱,使搏出量减少。故临床输液或输血时,应控制其速度和量,以防发生心力衰竭。

②后负荷:心肌收缩时所遇到的阻力即动脉血压,称**后负荷**。当其他因素不变,动脉血压升高时,心室等容收缩期延长,射血期缩短,搏出量减少。若动脉血压持续升高,机体必须增强心肌收缩力,才能维持正常的心输出量,时间过久,心肌因收缩活动长期加强而导致心肌肥厚等病理性变化。

③心肌收缩能力:在前、后负荷不变时,心收缩力增强,输出量增多,反之则减少。心肌收缩力强弱受神经和体液因素的影响,如心交感神经兴奋、血液中肾上腺素增多或使用强心药物(如洋地黄)时,心肌收缩力增强,搏出量增加;心迷走神经兴奋、乙酰胆碱释放增多时,心收缩力减弱,搏出量减少。这种心肌收缩力改变与心肌初长度无关的调节方式,称为**等长自身调节**。

(2)心率　在一定范围内,心率与心输出量呈正相关,即心率越快,心输出量越多。但如果心率过快(超过 180 次/min),心室舒张期明显缩短,心室充盈量不足,虽然心率增加,但因搏出量显著减少,心输出量反而降低。如果心率过慢(低于 40 次/min),尽管心室舒张期延长,但因心室容量有限,不能因心室舒张期延长而继续增加充盈量和搏出量,心输出量反而减少。

3.心力储备

心输出量随机体代谢的需要而增加的能力,称为**心力储备**。健康成年人在安静时的心输出量为 5~6 L/min,强体力劳动时为 30 L/min,即达到最大心输出量。这说明健康人的心功能有相当大的心力储备。

二、心肌细胞的生物电现象

根据组织学特点、电生理特性和功能上的区别,心肌细胞可分为两大类:一类是具有收缩功能的普通心肌细胞,又称**工作细胞**;另一类是能自动地产生节律性兴奋的**自律细胞**。

(一)普通心肌细胞的生物电现象

心肌工作细胞的生物电与神经细胞、骨骼肌细胞的生物电相比更复杂,虽然它也分为动作电位和静息电位,但心肌工作细胞的动作电位可分为 0 期、1 期、2 期、3 期和 4 期(图4-3)。

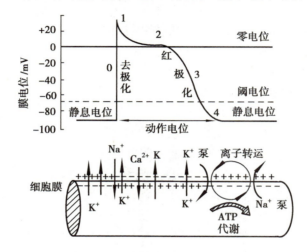

图 4-3　心室肌细胞动作电位示意图

1.静息电位

心室肌细胞的静息电位约为-90 mV。其形成机制和骨骼肌细胞相似,是由细胞膜上 K^+ 通道开放,K^+ 由细胞膜内向膜外转移形成。

2.动作电位

(1)0 期去极化　当心室肌细胞受到刺激发生兴奋时,膜内电位由-90 mV 迅速上升到 +30 mV,构成了动作电位的上升支。其特点是时相短暂,仅 1~2 ms 即达顶峰,上升幅度大,可达 120 mV。其形成机制与骨骼肌细胞的动作电位相似,是由 Na^+ 快速内流所致。决定 0 期去极化的 Na^+ 通道是一种激活快、开放快、失活也快的快通道,此通道可被河豚毒(TTX)所阻断。

(2)1 期复极化　心室肌细胞在去极化达到顶峰后,立即出现快速而短暂的复极化,膜内电位从+30 mV 迅速下降到 0 mV 左右,历时约 10 ms。0 期与 1 期构成峰电位,形成机制是由于 Na^+ 通道关闭,K^+ 通道激活,K^+ 迅速外流所致。

(3)2 期复极化(平台期)　此期膜内电位维持在 0 mV 的水平,且持续时间较长,历时 100~150 ms,由于波形平坦故称为**平台期**。它是心室肌细胞动作电位区别于神经细胞和骨骼肌细胞的显著特征。平台期形成的主要原因是细胞膜上 Ca^{2+} 通道开放,Ca^{2+} 缓慢内流,此时 K^+ 仍然外流,两种带正电荷的离子流动方向相反,膜电位相互抵消,导致复极化保持在0 mV 水平。

（4）3期复极化　此期膜内电位由 0 mV 左右较快下降至静息电位水平,恢复极化状态,历时 100～150 ms。形成机制是由于 Ca^{2+} 通道逐渐关闭, Ca^{2+} 内流停止, K^+ 通道继续开放, K^+ 迅速外流所致。

（5）4期复极化　此期膜内电位稳定在静息电位水平,故称为**静息期**。但由于在形成动作电位的过程中, Na^+、Ca^{2+} 内流和 K^+ 外流,细胞内、外的离子分布发生改变。为了保证心肌细胞的兴奋性,就必须使细胞内、外的离子浓度逐步恢复到兴奋前的水平。因此,激活了细胞膜上的离子泵,将内流的 Na^+ 和 Ca^{2+} 泵出,同时将外流的 K^+ 摄回细胞。

（二）自律细胞的生物电现象

心脏特殊传导组织中的细胞在无外来刺激时,都具有自动产生动作电位的能力,这种细胞称为**自律细胞**。自律细胞与心肌工作细胞生物电的最大特点是 4 期出现自动去极化。自律细胞又根据生物电产生的原因和特点不同,分为慢反应自律细胞(窦房结细胞)和快反应自律细胞(房室束和浦肯野细胞)。

1.窦房结细胞的生物电现象

窦房结细胞为起搏细胞,其动作电位的主要特征是:0 期去极化速度慢、幅度小,膜内电位仅上升到 0 mV 左右;最大复极电位为 −60 mV 左右,无明显的 1 期和 2 期(图 4-4)。

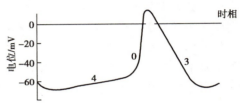

图 4-4　窦房细胞的电位变化

窦房结细胞的动作电位 0 期是由于 4 期自动去极化达到阈电位(−40 mV)时,膜上 Ca^{2+} 通道被激活, Ca^{2+} 缓慢内流形成的。0 期之后, Ca^{2+} 通道失活, Ca^{2+} 内流逐渐停止,而 K^+ 通道被激活,K^+ 外流逐渐增加,使膜复极化而形成动作电位的 3 期。当其达到最大复极电位时, K^+ 通道逐渐失活, K^+ 外流进行性衰减,而 Na^+ 通道和 Ca^{2+} 通道激活开放, Na^+ 和 Ca^{2+} 内流逐渐增强,导致膜内电位上升至阈电位,因而出现动作电位。

2.浦肯野细胞的生物电现象

浦肯野细胞的最大复极电位为 −90 mV,其动作电位的形态和产生机制与心室肌细胞相似。不同之处在于,动作电位的去极化由 Na^+ 内流形成;4 期自动去极化产生原理是逐渐增强的 Na^+ 内流和逐渐衰减的 K^+ 外流。自动去极化的速度比窦房结细胞慢,故其自律性也较窦房结细胞低。

三、心肌细胞的生理特性

心肌细胞具有四大生理特性,它们是自律性、兴奋性、传导性和收缩性。前三者是建立在心肌细胞的生物电基础上的,称为**电生理特性**,而后者是以肌丝滑动为特点的**机械收缩特性**。

（一）自动节律性

1.心脏正常起搏点与窦性心律

心肌在无外来刺激时具有自动地、按一定节律产生兴奋的能力,称为**自动节律性**,简称自**律性**。心脏的自律性源于心肌的自律细胞。其自律性的高低取决于自律性的频率。在正常情况下,窦房结的自律性最高(约 100 次/min),其次为房室交界区(40～60 次/min),浦肯野纤维自律性最低（20~40 次/min）。由于窦房结的自律性最高，它主导着整个心脏的活动，称为**心脏正常起搏点**。把窦房结所控制的心律，称为**窦性心律**。在窦房结传出兴奋的控制下，其他自律细胞的自律性就不能表现出来，称为**潜在起搏点**。当窦房结的自律性异常低下或兴奋下传受阻或潜在起搏点的自律性过高，潜在起搏点的自律性就可表现出来，称为**异位起搏点**。由异位起搏点控制的心脏节律称为**异位心律**。

2. 自律性的产生与影响因素

自律性的产生如前所述，是源于自律细胞的 4 期自动去极化，而 4 期自动去极化速度、最大复极电位水平及阈电位的高低都与自律性有关。

（1）4 期自动去极化的速度　4 期自动去极化的速度取决于离子净内流的数量，内流数量大，则从最大复极电位达到阈电位所需的时间就短，单位时间内发生的兴奋次数增多，自律性就高；反之，则自律性下降。

（2）最大复极电位水平　当最大复极电位升高时，其与阈电位之间的差距就缩小，4 期自动去极化到阈电位所需时间缩短，自律性升高；反之，则自律性降低。最大复极电位水平的高低则取决于 3 期 K^+ 外流的多少，外流越多，电位越低；外流越少，电位越高。

（3）阈电位水平　当阈电位下移时，其与最大复极电位的差距就缩小，4 期自动去极化到阈电位水平所需时间就短，自律性升高；反之，则自律性下降。通常，阈电位水平比较稳定，因此它对自律性变化的影响不大。

（二）兴奋性

兴奋性的周期性变化如下所述。

心肌细胞与其他可兴奋细胞相似，在每一次兴奋过程中，其兴奋性将发生一系列的周期性变化（图 4-5）。

（1）绝对不应期与有效不应期　当心肌细胞发生一次兴奋时，动作电位从 0 期去极化到复极化 3 期膜内电位为 -55 mV 的这段时间内，不论给予多大的刺激，心肌细胞都不发生反应，称为**绝对不应期**。从复极化 -55 mV 到 -60 mV 这段时间内，给予特别强的刺激，仍不能引起扩布性兴奋，但可引起局部电位。因此，从动作电位 0 期去极化开始到复极化 3 期膜电位到 -60 mV 这段时间内，Na^+ 通道完全失活，任何刺激都不能引起动作

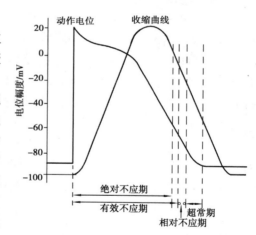

图 4-5　心肌细胞的动作电位及兴奋性变化

电位，称为**有效不应期**。在有效不应期内，心肌细胞的兴奋性为 0。

（2）相对不应期　在有效不应期之后，电位从 -60~-80 mV，给予阈刺激，仍不能引起兴奋，用阈上刺激则可引起动作电位，称为**相对不应期**。在此期内，Na^+ 通道逐渐复活，但仍未恢复到正常水平，故其兴奋性较低。

（3）超常期　在复极化完成之前，膜电位从 -80~-90 mV，Na^+ 通道已基本恢复到备用状态，膜电位距阈电位水平更近，更容易产生兴奋，即使给予稍低于阈刺激的阈下刺激，也可引起动作电位，称为**超常期**，此期的兴奋性最高。超常期后，膜电位恢复到静息电位水平，心肌

的兴奋性恢复正常。

（三）传导性

心肌细胞不仅能够自动产生节律性兴奋，而且还具有将兴奋扩布至整个心脏的能力，称为心肌的**传导性**。

1.传导途径及速度

当一个心肌细胞受到刺激而兴奋，它与邻近部位就会出现电位差，产生局部电流，引发邻近部位的动作电位。在心肌细胞之间通过闰盘连接，闰盘为低电阻区，局部电流可以通过闰盘迅速传递到相邻心肌细胞，因此可以把心脏看作一个功能合胞体，兴奋可以迅速传遍整个心脏。正常情况下，窦房结产生兴奋即可通过心房肌传到左、右心房，又可以通过"优势传导通路"传向房室交界区，经过房室束及其左、右束支传到浦肯野纤维网，最后传遍心室肌，引起整个心室的兴奋。

各部心肌细胞传导性的高低不同，故传导速度也不相同。心房肌为 0.4 m/s，心室肌为 1 m/s，蒲氏纤维为 4 m/s，房室交界区为 0.02 m/s。兴奋由窦房结传遍整个心脏需要 0.22 s。由于兴奋通过房室交界区的速度最慢，故称为**房室延搁**。房室延搁的意义在于心房心室交替收缩，并使心室收缩前有足够的血液充盈。

2.影响兴奋传导的因素

（1）动作电位 0 期去极化的速度与幅度　动作电位 0 期去极化的速度和幅度越大，所形成的局部电流越强，达到阈电位的速度就越快，传导速度也越快。

（2）邻近部位膜的兴奋性　邻近部位膜的兴奋性主要取决于静息电位和阈电位之间的差距，差距越小，传导速度越快；反之，则越慢。除此之外，0 期去极化时，钠通道的状况也影响着传导速度。在通道失活的有效不应期内传导阻滞，在相对不应期内，传导减慢。

（四）收缩性

心肌纤维受到刺激兴奋后能够产生收缩的能力，称为**收缩性**。心肌收缩具有不同于骨骼肌的特点：

（1）同步收缩　心肌传导速度非常快，兴奋几乎同时传遍整个心脏，引起左、右心房或心室同时发生收缩。这种同步收缩对心脏的泵血功能非常有利。

（2）不产生强直收缩　心肌的收缩与骨骼肌有所不同，它不产生强直收缩。其主要原因是心肌细胞的有效不应期特别长，在此期内对任何刺激都不发生反应。也正是因为不发生强直收缩，从而保证了心脏的血液充盈和射血活动的交替进行。

（3）期前收缩与代偿间隙　心肌细胞兴奋性的周期性变化与心肌细胞的收缩有着密切联系，每一次兴奋之后就会产生一次收缩，而且非常具有规律性。如在心脏舒张早期之后，窦房结的兴奋还未到达之前，受到一次额外的较强刺激，则会出现一次**期前兴奋**。由期前兴奋引起心肌提前收缩，称为**期前收缩**。在期前收缩之后出现一段较长的停顿，称为**代偿间隙**。这是因为窦房结的第二次兴奋传来，正好落在期前兴奋的有效不应期内，因此要到再次兴奋传来时，才能引起心肌收缩。

（4）对细胞外 Ca^{2+} 的依赖性　由于心肌细胞的肌质网不发达，对 Ca^{2+} 的储存量也非常少，因此，心肌细胞对细胞外液中 Ca^{2+} 的依赖性非常大。当细胞外液中 Ca^{2+} 增多时，心肌收缩力增强;反之,则减弱。

(五)其他对心肌生理特性的影响

许多理化因素都可影响心肌的生理特性,如温度、pH 值等。体温在一定范围内升高,可使心率加快;反之,则心率变慢。一般体温每升高 1℃,心率约增加 10 次/min。当血液 pH 值降低时,心肌收缩力减弱;pH 值升高时,心肌收缩力增强。而 K^+、Na^+ 和 Ca^{2+} 对心肌活动的影响更为重要。

(1)K^+ 的影响 K^+ 对心肌细胞有抑制作用,当血 K^+ 浓度升高时,心肌的自律性、传导性和收缩性均降低,表现为心动过缓、传导阻滞和心缩力减弱,严重时心肌的活动可停止在舒张状态,故临床上给患者补 K^+ 时,必须稀释后(浓度<0.3%)由静脉缓慢滴注,以免引起心脏停搏;低血 K^+ 时,心肌的自律性、兴奋性和收缩性均增高,但传导性减弱,易发生期前收缩和异位心律。

(2)Ca^{2+} 的影响 Ca^{2+} 是心肌收缩所必需的,有增强心肌收缩力的作用。在一定范围内,血 Ca^{2+} 浓度升高,心肌收缩力增强;反之,则减弱。

(3)Na^+ 的影响 血 Na^+ 浓度升高时,可促进 Na^+ 内流,使心肌兴奋性和传导性升高。

四、心电图

在每个心动周期中,心脏都会发生规律性的电位变化。如果将测量电极放置于人体体表的一定部位,就会记录到心脏电位变化的曲线,称为**心电图**。

心电图的正常波形分为 P 波、QRS 波群和 T 波,偶尔还出现 U 波。不同导联引导电极的位置不同,心电图波的形态、幅度各有特点,但基本相似(图 4-6)。

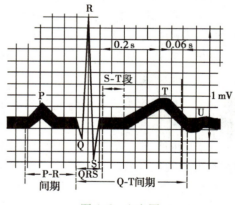

图 4-6 心电图

(1)P 波 P 波表示两心房的去极化过程,波型小而钝圆,波幅不超过 0.25 mV,波的宽度反映心房去极化所需时间,历时 0.08~0.11 s。

(2)QRS 波群 代表左、右心室的去极化过程,典型的 QRS 波群由向下的 Q 波、向上的 R 波和向下的 S 波组成。在不同的导联中三个波不一定都出现,而且波幅也不尽相同。QRS 波群历时 0.06~0.10 s,代表心室兴奋扩布所需时间。

(3)T 波 反映两心室复极化过程的电位变化,其波的方向与 QRS 波群的主波方向一致,波幅不低于同导联 R 波的 1/10。

(4)P-R 间期(或 P-Q 间期) 这是指从 P 波开始到 QRS 波起点之间的距离,历时 0.12~0.20 s,它表示兴奋由窦房结传到心室肌的时间。P-R 间期延长,常提示房室传导阻滞。

(5)Q-T 间期 从 QRS 波群起点到 T 波终点之间的时间。它反映心室肌去极化开始到完全复极化所需的时间。Q-T 间期的时程与心率成反变关系,心率越快,Q-T 间期越短。

(6)S-T 段 这是指从 QRS 波群终点到 T 波起点之间的线段。正常时 S-T 段与基线平齐,代表心室已全部处于去极化状态,但尚未开始复极,各部分之间无电位差存在。若 S-T 段偏离基线超过正常范围,表示有心肌损伤或心肌缺血等疾病。

五、心脏的内分泌功能

1983—1984年,人们发现心肌细胞能分泌心钠素和脑利钠肽两种激素。其主要生理作用表现在以下两方面。①扩张血管。通过激活鸟苷酸环化酶致使血管平滑肌细胞内cGMP增高,导致细胞内Ca^{2+}释放减少,促进肌浆网对胞浆的Ca^{2+}吸收,致使血管舒张。②排钠利尿。主要通过抑制集合管对Na^+重吸收,使集合管内渗透压提高,水、Na^+排除增加。目前,这两种激素在心血管疾病的诊断和治疗中已广泛应用。

第二节　血管生理

血管是血液流动的管道,分为动脉、静脉和毛细血管。各类血管结构不同,功能也有差异。大动脉弹性纤维多,血管弹性大;中动脉平滑肌丰富,通过改变血管口径来控制器官内血液供应;小动脉和微动脉数量多,可通过改变血管口径来调节血流阻力;毛细血管为物质交换的主要部位;静脉口径大,容量也大。

一、动脉血压与脉搏

(一)血压及动脉血压的概念

血压是指血液在血管内流动时对单位面积血管壁所产生的侧压力,临床上习惯用毫米汞柱(mmHg*)表示。在不同部位所测量到的血压数值不同。在动脉处所测量到的血压为**动脉血压**。通常人们所说的血压,也就是指动脉血压。其次还有**静脉血压**和**毛细血管血压**。

(二)动脉血压的正常值及其相对稳定的意义

在心动周期中,动脉血压随心脏的舒缩活动发生周期性变化。心室收缩时,血液射入动脉所产生压力的最高值,称为**收缩压**;心室舒张时,血管内的血液对血管壁所产生压力的最低值,称为**舒张压**;收缩压与舒张压之差称为脉搏压,简称**脉压**。心动周期中动脉血压的平均值称为**平均动脉压**,平均动脉压约等于舒张压+1/3脉压。动脉血压的记录方法为:收缩压/舒张压(mmHg)。

我国健康青年人安静状态下的收缩压为100~120 mmHg(13.3~16.0 kPa),舒张压为60~80 mmHg(8.0~10.6 kPa),脉压为30~40 mmHg(4.0~5.3 kPa),平均动脉压为100 mmHg(13.3 kPa)。一般女性血压高于男性;活动时的血压高于静止时的血压;随着年龄的增长血压也逐渐升高。如果成年人在安静时的收缩压持续超过140 mmHg或舒张压持续高于90 mmHg,可视为高血压;若收缩压持续低于90 mmHg,舒张压低于60 mmHg,可视为低血压。血压过高,心室肌后负荷增加,可导致心室扩大,甚至心力衰竭;血压过低,可使各组织

---

* 1 mmHg = 133.322 Pa。

器官血液供应不足。

（三）动脉血压的形成

在封闭的心血管内,足量的血液充盈是血压形成的前提,心室收缩射血和血管外周阻力是血压形成的必要条件。

1.收缩压的形成

当心室收缩时,血液射入动脉,由于受外周阻力的作用,致使1/3的血液流至外周,其余2/3暂时储存在大动脉中,导致大动脉管壁扩张,这时血液对血管壁产生的侧压力形成收缩压。通常收缩压较高,但大动脉管壁弹性扩张的缓冲作用,使收缩压不致过高。

2.舒张压的形成

当心室舒张时,动脉瓣关闭,射血停止,弹性扩张的大动脉发生回缩,推动血液继续流向外周,此时血液对血管壁的侧压力形成舒张压。大动脉的弹性回缩力使心室的间断射血变为动脉内连续的血流,而外周阻力的作用,使舒张压不至于过低。

（四）影响动脉血压的因素

（1）搏出量 当心率和外周阻力不变时,搏出量增加,射入主动脉的血量增多,大动脉管壁所承受的压力就会增大,故收缩压明显升高。同时由于大动脉血压升高,血流速度加快,流向外周的血量增多,到心舒末期,大动脉内存留的血量并无明显增多,所以舒张压升高不明显,故脉压增大;同理,当搏出量减少时,收缩压降低,脉压减小。因此,一般情况下,收缩压的高低主要反映搏出量的多少。

（2）心率 当搏出量和外周阻力都不变时,心率加快可使舒张期明显缩短,因而流向外周的血液量减少,心舒期末存留在大动脉内的血液量增多,故舒张压升高。由于动脉血压升高可使血流速度加快,因此在心缩期内有较多的血液流向外周,故收缩压升高不多;相反,心率减慢时,舒张压降低比收缩压更显著,而脉压增大。

（3）外周阻力 如果心输出量不变而外周阻力增大,心舒期内血液流至外周的速度减慢,大动脉内存留的血液量增多,舒张压明显升高。在心缩期,由于动脉血压升高使血流速度加快,故收缩压升高不如舒张压明显,脉压减小;反之,外周阻力减小时,舒张压明显下降,脉压增大。可见,舒张压的高低主要反映外周阻力的大小。

（4）大动脉的弹性作用 大动脉的弹性功能对动脉血压具有缓冲作用,使收缩压不至于过高,舒张压不至于过低,保持一定的脉压。老年人因大动脉硬化,大动脉的弹性作用减弱,缓冲能力下降,收缩压升高而舒张压降低,脉压明显增大。但老年人的小动脉常常伴有不同程度的硬化而口径变小,使外周阻力增大,故舒张压也升高。

（5）循环血量与血管容积 正常情况下,循环血量与血管容积是相适应的,这可使血管保持一定的充盈度,维持一定的血压。循环血量减少如大量失血,或血管容积增加如过敏性休克,均可导致动脉血压下降。

（五）动脉脉搏

在心动周期中,由于心脏射血和血液充盈,导致动脉血管的弹性扩张和回缩,沿动脉向周围传播,这种有节律的动脉搏动称为**脉搏**。在一些浅表部位如桡动脉处可触摸到脉搏。脉搏的频率和节律能反映心率和心律;脉搏的强弱、紧张度高低与心肌收缩力、动脉血压及管壁弹性有密切关系。因此,脉搏在一定程度上可反映心血管的功能状态。

二、静脉血压与静脉血流

静脉是血液回流心脏的通道,其特点是容量大、易扩张、能回缩,起着血液储存库的作用。血液流经静脉时所测得的压力称为**静脉血压**。

(一)外周静脉压和中心静脉压

当体循环血液流经毛细血管到达微静脉时,血压已降至 15～20 mmHg,到达右心房时血压接近于零。各器官静脉的血压称为**外周静脉压**,其正常值为 6～10 mmHg;通常将右心房和胸腔内大静脉的血压称为**中心静脉压**,其正常值为 4～12 cmH$_2$O。中心静脉压的高低取决于心脏射血能力和静脉回心血量。如果心脏射血能力强,能及时将静脉回心的血液射入动脉,则中心静脉压低,有利于血液的回流;反之,心脏射血能力减弱,中心静脉压就会升高,血液回流受阻。另一方面,在心脏射血功能不变时,如果静脉回流速度加快,中心静脉压也会升高,故中心静脉压测定有助于心功能的判断,并可作为控制补液量和补液速度的指标。

(二)影响静脉回心血量的因素

单位时间内静脉回心血量取决于外周静脉压与中心静脉压差,以及静脉血流的阻力。因此,外周静脉压、中心静脉压和血流阻力都可成为影响静脉回心血量的因素。

(1)体循环平均充盈压　体循环平均充盈压是反映心血管系统充盈程度的指标。充盈程度越高,回心血量越多。当血容量增加或容量血管收缩时,体循环平均充盈压升高,静脉回心血量增多;反之,体循环平均充盈压降低,回心血量减少。

(2)心收缩力　心脏收缩血液射入动脉,心脏舒张血液充盈心室。如果心收缩力增强,射血时心室排空较完全,舒张时心室内压较低,静脉回流量增大。而心收缩力下降时,射血量减少,心室残留血量增多,室内压升高,静脉回流量减少。

(3)重力和体位　当人体处于平卧位时,全身静脉与心脏基本在同一水平,重力对静脉血流的影响不大;但在站立时,由于受地心引力作用,血液回流较难。因此,重病患者常要求卧床。而长期卧床患者突然站立时,由于重力的作用,心脏平面以下的静脉充盈扩张,容量增加,使静脉回心血量减少,导致心输出量减少,动脉血压下降,引起脑、视网膜供血不足,出现头晕、眼前发黑,甚至昏倒等症状。

(4)呼吸运动　吸气时,胸廓扩张,胸内压降低,使胸腔内大静脉和心房扩张,中心静脉压降低,可促进静脉回流;呼气时,则相反。

(5)骨骼肌的挤压作用　骨骼肌收缩时,静脉受到挤压,使静脉压升高,促进静脉血回流;骨骼肌舒张时,静脉压降低,又可使毛细血管和微静脉内的血液流入静脉。

三、微循环

微循环是指微动脉与微静脉之间的血液循环,是血液和组织液进行物质交换的场所。

(一)微循环的血流通路及功能

微循环由微动脉、后微动脉、毛细血管前括约肌、真毛细血管、通血毛细血管、动-静脉吻合支和微静脉七部分组成(图4-7)。其血流通路有三条。

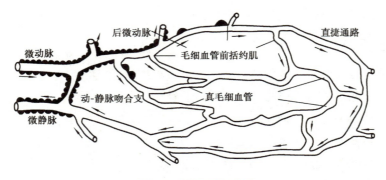

图 4-7　微循环模式图

（1）迂回通路　血液经微动脉、后微动脉及毛细血管前括约肌进入真毛细血管网，最后汇入微静脉。毛细血管前括约肌的舒缩控制着真毛细血管内血液的流入和停止，加之真毛细血管数量多、管壁薄、通透性大等因素，使其成为血液和组织液进行物质交换的主要场所，故又称为营养通路。

（2）直捷通路　血液经微动脉、后微动脉进入通血毛细血管，最后进入微静脉。此通路直而短，血流速度快，主要功能是使部分血液迅速通过微循环及时回心，以保证循环血量相对恒定。

（3）动-静脉短路　这是血液从微动脉经动-静脉吻合支直接进入微静脉的通路。由于其途径短，血管壁厚，血流速度快，不能进行物质交换。该通路多分布于皮肤及皮下组织，通常处于关闭状态，在调节体温方面起重要作用。当机体需要大量散热时，此通路开放，皮肤血流量增多，有助于散热。

（二）微循环血流量的调节

微循环血流量受微动脉和微静脉控制。生理情况下，微动脉和微静脉在交感缩血管纤维和缩血管物质的作用下，保持一定程度的紧张性，维持微循环的血液灌流。当人体活动增强时，组织代谢产物如 CO_2，乳酸、组胺等舒血管物质增多，进而引起微动脉、后微动脉舒张，微循环血流量增加。微动脉和后微动脉同时也受交感神经缩血管纤维和体液因素的支配，当交感神经兴奋血管平滑肌收缩时，血管口径缩小，血流阻力增大，微循环中血流量减少。

毛细血管前括约肌主要受体液因素的影响，毛细血管前括约肌收缩，真毛细血管关闭，迂回通路内血流停止。此时，迂回通路内的物质交换正在进行，随着物质交换的进行，血管内代谢产物不断增多，引起毛细血管前括约肌的舒张，真毛细血管网开放，将经过物质交换后含有大量代谢产物的血液运走。此后，毛细血管前括约肌又重新关闭。如此反复进行，保证了血液和组织之间物质交换的进行。

四、组织液与淋巴液

（一）组织液的生成与影响因素

组织液是指位于组织细胞之间成胶胨状的体液。它是细胞生活的内环境。

1.组织液的生成与回流

组织液是血浆通过毛细血管壁滤出而形成的。毛细血管壁通透性是组织液生成的结构基础,有效滤过压是组织液生成的动力。有效滤过压取决于促进体液滤过的毛细血管血压(动脉端 30 mmHg,静脉端 12 mmHg)和组织液胶体渗透压(15 mmHg),以及促进液体回流的血浆胶体渗透压(约 30 mmHg)和组织液静水压(10 mmHg)四种力量的代数和,即有效滤过压=(毛细血管血压+组织胶渗压)-(血浆胶渗压+组织静水压)。在毛细血管动脉端有效滤过压为 10 mmHg,血浆从毛细血管滤出生成组织液;在毛细血管静脉端,有效滤过压为-8 mmHg,组织液回流入毛细血管(图 4-8)。另有一小部分组织液进入毛细淋巴管生成淋巴液,经淋巴循环再回流到血液中。

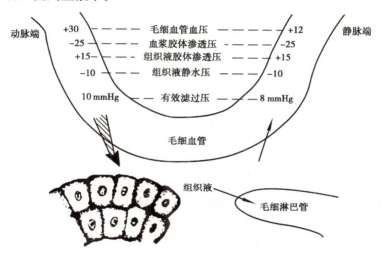

图 4-8 组织液生成与回流示意图

2.影响组织液生成与回流的因素

在正常情况下,组织液不断生成又不断被吸收,保持血量与组织液量的动态平衡。如果组织液生成增多,回流减少,体液潴留组织间隙形成水肿。上述形成有效滤过压的各种因素,如毛细血管血压升高和血浆胶体渗透压降低,都是形成水肿的原因。静脉回流受阻,淋巴回流受阻也可导致水肿。此外,患某些疾病时,毛细血管通透性增加,组织液生成增多,也会发生水肿。

(二)淋巴液及淋巴循环的意义

1.淋巴液的生成与回流

从毛细血管动脉端滤出的组织液,约有 90% 于毛细血管静脉端回流入血液,另外 10% 进入毛细淋巴管生成淋巴液。毛细淋巴管末端是一盲囊,其通透性较毛细血管大,当组织液积聚到一定程度时即渗入毛细淋巴管内生成淋巴液。毛细淋巴管汇入淋巴管,最后经胸导管和右淋巴导管分别流入左、右静脉角而注入锁骨下静脉。

2.淋巴循环的意义

淋巴循环是血液回流的辅助循环。它可使一部分组织液回流,维持组织液生成与回流的平衡。淋巴循环将组织液中的蛋白质带回血液,清除组织液中不能被毛细血管吸收的大分子物质以及组织液中的红细胞和细菌,同时对脂肪的吸收也有重要的作用。

第三节　心血管活动的调节

心血管系统的功能活动能随着机体内外环境的变化而发生与之相应的变化,以适应各器官和组织在不同情况下对血流量的需要,并保持动脉血压的相对稳定。这种适应性变化主要是在神经和体液的调节下进行的。

一、神经调节

(一)心脏和血管的神经支配

1.心脏的神经支配

心脏同时接受心交感神经和心迷走神经的双重支配。

(1)心交感神经及其作用　支配心的交感神经来自脊髓胸 1~5 节段的中间外侧柱,在颈交感神经节换元,换元后的纤维组成心丛,支配窦房结、房室交界、房室束、心房肌和心室肌。其节前纤维释放的递质是乙酰胆碱,节后纤维释放的递质是去甲肾上腺素。后者能与心肌细胞膜上的 β 受体结合,从而激活心肌细胞膜上的钙通道,致使 Ca^{2+} 内流增加,产生如下效应:①Ca^{2+} 内流加速,窦房结细胞 4 期自动去极化速度加快,自律性增高;②Ca^{2+} 内流增加,窦房结细胞 0 期动作电位的幅度增大,房室传导加速;③心房肌和心室肌 Ca^{2+} 内流增加,兴奋-收缩偶联作用增强,心肌收缩力增强。

(2)心迷走神经及其作用　心迷走神经节前纤维来自延髓的迷走神经背核和疑核,其纤维行于迷走神经干,在胸腔内与心交感神经共同构成心丛而进入心脏,在心内神经节换元后,节后纤维主要支配窦房结、心房肌、房室交界、房室束及其分支。其节前与节后纤维释放的递质都是乙酰胆碱,它能与心肌细胞膜上的 M 受体结合,致使细胞膜对 K^+ 的通透性增加,K^+ 外流加速,并能降低细胞膜对 Ca^{2+} 的通透性,从而产生以下效应:①窦房结细胞 4 期 K^+ 外流加速,自动去极化速度减慢,自律性降低;②心房肌细胞复极化 2 期 Ca^{2+} 内流减少,兴奋-收缩偶联的作用减弱,心肌收缩力下降;③结区细胞 0 期 Ca^{2+} 内流减少,0 期去极化的速度减慢,幅度降低,传导速度减慢。

2.血管的神经支配

支配血管平滑肌的神经有两类:缩血管纤维和舒血管纤维,两者统称**血管运动神经**。

(1)缩血管纤维　又称交感缩血管纤维,起于脊髓胸、腰段的中间外侧柱,在椎旁节或椎前节内换元,再分布于血管壁。节前纤维释放乙酰胆碱,节后纤维释放去甲肾上腺素。血管平滑肌细胞膜上有两种受体,即 α 受体和 β 受体。去甲肾上腺素与 α 受体结合,可导致血管收缩;与 β 受体结合,则导致血管舒张。去甲肾上腺素与 α 受体结合的能力较 β 受体强。体内所有的血管平滑肌都受缩血管纤维支配,其中皮肤分布最密,其次是骨骼肌和内脏,冠状动脉和脑动脉最少。

(2)舒血管纤维　体内还有部分血管要受舒血管纤维的支配,舒血管纤维可分为两类:①交感舒血管纤维,主要分布于骨骼肌微动脉,其神经末梢释放的神经递质是乙酰胆碱,阿托品可阻断其效应;②副交感舒血管纤维,起自脑干内的神经核和骶脊髓,节前纤维行于相应的脑神经和脊神经中,在效应器官内换元后,作用于血管平滑肌。其末梢分泌乙酰胆碱,与 M 受体结合之后,导致血管舒张。这类神经只分布于脑、唾液腺及外生殖器等少数器官中,作用在于调节局部血流量。

(二)心血管中枢

在生理学中将与控制心血管活动有关的神经元集中的部位,称为**心血管中枢**。其分布于中枢神经从脊髓到大脑皮质的各个层面上,它们密切联系,共同调节着心血管系统的活动。

(1)脊髓神经元　此类神经元是心血管调节的最低级中枢,能维持一些较低级的反射,如升高皮肤温度可使相应的内脏血管扩张,膀胱充盈时可引起血管扩张。

(2)延髓的心血管中枢　最基本的心血管中枢位于延髓。一般认为,延髓的心血管中枢至少可以包括四个部位:①缩血管区,位于延髓头端的腹外侧部,能引起交感缩血管纤维的紧张性活动;②舒血管区,为延髓尾端的腹外侧部,兴奋时可抑制缩血管区神经元的活动,导致血管舒张;③传入神经接替站,即孤束核,它接受来自颈动脉窦、主动脉弓传入的信息,再转送到延髓及中枢神经的其他部位;④心抑制区,即迷走神经背核与疑核。

(3)延髓以上的心血管中枢　延髓以上的脑干、下丘脑、小脑以及大脑皮质,都存在与心血管活动有关的神经元,其调节作用较延脑更高级,主要表现在对心血管活动和机体其他功能活动之间的整合。

(三)心血管反射

当人体处于不同的功能状态或机体内、外环境发生变化时,可通过各种心血管反射来调节,使循环功能适应人体所处的状态或环境的变化。

(1)压力感受器反射　在颈动脉窦和主动脉弓的血管外膜下存在压力感受器,当血压升高时,血管壁扩张,压力感受器受刺激而兴奋,通过舌咽神经和迷走神经的传入纤维(窦神经和主动脉神经),传至延髓的孤束核换元,再发出纤维到达缩血管区,使血管运动神经元抑制;并且与延髓内的其他核团、脑桥及下丘脑的核团发生联系,使交感神经的紧张性活动减弱。另外,还与迷走神经背核和疑核发生联系,使迷走神经活动增强,结果使心率减慢,心肌收缩力减弱,心输出量减少;血管舒张,外周阻力下降,血压降至正常水平。此反射又称为**减压反射**。反之,血压降低时,发生与减压反射相反的变化,使血压回升至正常水平。压力感受器反射的主要作用就是维持血压的相对稳定。

压力感受器感受血压变化的范围在 $60 \sim 180$ mmHg。其中在 100 mmHg 时压力感受器最敏感,为最佳调节点;当动脉血压低于 60 mmHg 或高于 180 mmHg 时,此反射便失去作用。压力感受器对动脉血压的突然变化比较敏感,而对缓慢持续的血压变化不敏感,因此高血压患者不能通过该反射使血压降到正常水平。

(2)化学感受器反射　此反射主要作用是调节呼吸运动,只有在人体严重缺氧、CO_2 分压过高或 H^+ 浓度过高时,才对心血管活动发挥较明显的调节作用。

二、体液调节

(一)全身性体液调节

(1)肾上腺素与去甲肾上腺素　**肾上腺素**和**去甲肾上腺素**主要来自肾上腺髓质,两者的作用相似,但又有差异,主要取决于细胞膜肾上腺素能受体的作用。肾上腺素能受体分为α受体和β受体两种。α受体主要分布在皮肤、肾和胃肠道的血管平滑肌,而骨骼肌和冠状动脉上较少;小动脉和微动脉较多,其他血管较少。β受体主要分布在心肌细胞膜上,在骨骼肌和肝脏血管以β受体分布占优势。

肾上腺素与β受体结合后,产生正性变作用,使心率加快,心收缩力增强,心输出量增多,血压升高;肾上腺素虽然能收缩内脏血管,但也能舒张冠脉、骨骼肌和肝脏的动脉,故对血压影响不明显。去甲肾上腺素对α受体的作用较强,收缩血管作用明显,临床上常将肾上腺素作为强心剂使用;而去甲肾上腺素作为缩血管的升压药使用。

（2）肾素-血管紧张素系统　**肾素**由肾脏近球旁细胞分泌,进入血液循环后作用于肝脏合成和分泌的血管紧张素原,使其水解为**血管紧张素Ⅰ**,血管紧张素Ⅰ在转换酶的作用下,形成**血管紧张素Ⅱ**,血管紧张素Ⅱ由氨基肽酶水解为**血管紧张素Ⅲ**。血管紧张素Ⅱ具有强烈的缩血管、升高血压的作用。血管紧张素Ⅱ和血管紧张素Ⅲ都能促进肾上腺皮质合成和分泌醛固酮,具体参见图8-3。

（3）血管升压素　血管升压素又名抗利尿素,由下丘脑的视上核和室旁核合成,经下丘脑垂体束进入神经垂体储存,并经常少量释放入血。其作用详见第八章。

（二）局部性体液调节

组织细胞在代谢过程中产生的各种代谢产物,如 CO_2、H^+、腺苷、ATP、K^+ 等,可引起局部微动脉和毛细血管前括约肌舒张,局部血流量增多。除此之外,激肽、前列腺素、组胺等物质可引起局部血管扩张,血流量增大,也参与了体液调节。

第四节　心、肺、脑的血流特点

一、冠脉循环

心脏的血供来自左、右冠状动脉,其分支在心内膜下形成网。心肌的毛细血管极为丰富,与心肌纤维的比例为1:1,它与心肌纤维并行,有利于冠脉和心肌之间的物质交换。冠脉间有吻合支,可建立侧支循环,但建立较慢,一般需要8~12 h。

冠脉血流有如下特点:①冠脉血流量大,在安静时为60~80 mL/（min·100 g）,冠脉总流量225 mL/（min·100 g）,占心输出量的4%~5%,活动增强时更多;②供血主要在心舒期,因为心舒期心肌对血管的挤压作用小,血流阻力小,冠脉流量反而增多;③动、静脉氧差大,是因为心肌耗氧大而摄氧力也强,因此动脉处含氧高,静脉处含氧低。

冠脉流量与心肌代谢有着密切联系,心肌代谢增强,代谢产物也随之增多,如乳酸、腺苷、缓激肽、CO_2、H^+ 等,它们可导致血管扩张,因而血流量增多。此外,交感神经可收缩冠脉,而副交感神经可扩张冠脉。而交感神经兴奋时血流量并不减少,是因其导致代谢增强,代谢产物增多;而副交感神经对其影响较小。

二、肺循环

肺的血液供应有两套血管,一是肺循环血管,主要作用是保证气体交换;二是支气管动脉,是肺的营养性血管。

肺循环的特点:①管壁薄,仅为主动脉的1/3,分支短而管径粗,故肺动脉的顺应性高,而血流阻力小;②肺动脉的血压较低,安静时约为22 mmHg/8 mmHg;③血管容量大约为450 mL,占全身血量的9%,且变动范围大,用力呼气时为200 mL,深吸气时为1 000 mL,因此有储血库的作用。

三、脑循环

脑组织代谢旺盛,血流量较多,安静时血流量为750 mL/min。脑的质量仅占体重的2%,但血流量却占心输出量的15%。脑组织耗氧量也大,占全身耗氧量的20%。脑位于颅腔内,颅腔的容积、脑组织、脑脊液和脑血管的容积总是固定的,因此脑血管的舒、缩都受到限制,血流量的变化也较小。

脑的血流量受动脉血压的影响较大,血压升高时,血流量增多;反之,血流量减少。缺氧、CO_2分压和H^+浓度升高,可使血管舒张,血流量增加,其中CO_2的作用最为显著。

在毛细血管和脑组织之间存在有限制某些物质自由扩散的屏障,称为**血-脑屏障**。它能限制某些物质进入脑组织,如青霉素、胆盐、H^+等。因此,形成了脑组织的保护功能,能防止有害物质进入脑组织,维持脑部正常功能。

血液与脑脊液之间也存在特殊屏障,称为**血-脑脊液屏障**,也能阻止某些物质进入,如蛋白质、葡萄糖、K^+、HCO_3^-、Ca^{2+}在脑脊液中含量较少,而Na^+则较多。即使血中的K^+浓度加倍,脑脊液中的K^+仍能保持正常。其意义在于维持人体脑组织和脑脊液中内环境的相对稳定。

（李　策）

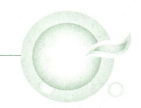

第五章
呼 吸

人体在生命活动中不断进行新陈代谢,而新陈代谢过程中需要不断地从外界环境中获取氧气并排出二氧化碳。这种机体与外界环境之间的气体交换过程,称为**呼吸**。呼吸的全过程由四个相互配合、紧密联系的环节组成(图 5-1):①**肺通气**,即肺与自然界之间的气体交换;②**肺换气**,即肺泡与肺毛细血管血液之间的气体交换;③**气体运输**,是指进入血液中的气体随血液循环被运输到组织;④**组织气体交换**,即组织毛细血管与组织之间的气体交换。肺通气与肺换气合称外呼吸,组织气体交换和细胞内的氧化代谢合称为内呼吸。

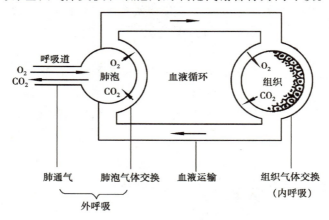

图 5-1 呼吸全过程示意图

呼吸的意义是为机体的生命活动提供充足的氧和排除所产生的二氧化碳,维持体内的酸碱平衡,保证组织细胞正常代谢,从而维持机体生命活动的正常进行。如果呼吸的任何一环节发生障碍,均可能导致机体缺氧或(和)二氧化碳潴留,使机体内环境稳态被破坏,新陈代谢发生障碍,机体生命活动无法正常进行,严重时危及生命。

第一节 肺 通 气

肺通气是指气体通过呼吸道进出肺的过程。气体进出肺取决于两个方面因素的相互作用:一是推动气体流动的动力;二是阻止气体流动的阻力。动力克服阻力,才能实现肺通气。

一、肺通气的动力

肺通气的动力包括肺通气的直接动力和肺通气的原动力。肺通气的直接动力是肺泡气与大气之间的压力差。这种压力差是源于呼吸运动导致胸廓容积的改变而产生的。因此,把呼吸运动称为肺通气的原动力。

(一)呼吸运动

呼吸运动是指呼吸肌的收缩与舒张,引起胸廓节律性的扩大和缩小。呼吸运动包括吸气运动和呼气运动。主要的吸气肌有肋间外肌和膈肌;主要的呼气肌有肋间内肌和腹肌。此外,还有一些辅助呼吸肌。

1.呼吸运动的过程

平静吸气时,肋间外肌与膈肌收缩,导致肋骨上提、膈肌下降,致使胸廓的前后径、左右径和上下径增大,引起胸腔和肺容积增大,肺内压低于大气压,外界气体进入肺,完成吸气。平静呼气是因膈肌和肋间外肌舒张,肺依靠本身的回缩力量而回位,引起胸腔和肺的容积缩小,肺内压高于大气压,气体呼出,完成呼气。

2.呼吸的形式

(1)呼吸运动以呼吸深度的不同可以分为平静呼吸和用力呼吸 安静状态下的呼吸,称为**平静呼吸**。呼吸运动平稳均匀,呼吸频率为 12~18 次/min。其特点是吸气为主动过程,呼气是被动过程。人体在劳动或运动时,用力而加深的呼吸,称为**用力呼吸**或**深呼吸**。用力呼吸时的吸气动作,主要是肋间外肌和膈肌,还有胸锁乳突肌等辅助肌也参加收缩;而呼气动作,除了肋间外肌和膈肌舒张外,还有肋间内肌和腹肌等收缩。因此,用力呼吸的特点是吸气和呼气都是主动过程。

(2)呼吸运动的方式可分为胸式呼吸和腹式呼吸 由肋间肌的舒缩活动为主所产生的呼吸运动,主要表现为胸壁的起伏,称为**胸式呼吸**。由膈肌的舒缩活动为主所产生的呼吸运动,主要表现为腹壁的起伏,称为**腹式呼吸**。正常成人的呼吸运动为混合型。只有在胸部或腹部活动受限制时,才可能单独出现某种形式的呼吸。

(二)肺内压及其周期性变化

肺内压是指肺泡内的压力。肺内压可以随呼吸运动发生周期性的变化。平静吸气时,肺容积增大,肺内压下降,比大气压低1~2 mmHg;空气在此压力差推动下进入肺泡,肺内压逐渐升高,到吸气末,肺内压与大气压相等,气流停止。平静呼气初期,肺容积缩小,肺内压比大气压高 1~2 mmHg,肺内气体在此压力差推动下排出体外,肺内压逐渐下降。到呼气末,肺内压又与大气压相等,然后又进入下一次呼吸周期(图5-2)。

(三)胸膜腔及胸膜腔负压

胸膜腔是由脏胸膜与壁胸膜在肺根处相互移行,共同形成密闭的潜在性的含有少量浆液的腔隙。胸膜腔内的压力低于大气压,称为负压。正常成人的胸膜腔负压在平静吸气末为−5~−10 mmHg;平静呼气末为−3~−5 mmHg。

胸膜腔负压的形成与作用于胸膜腔的两种力有关:一是肺内压,使肺泡扩张;二是肺的弹

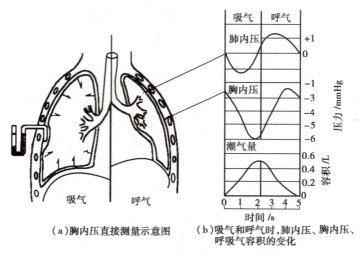

图中标注:
吸气 呼气
肺内压 +1 0
胸内压 -1 -3 -4 -5 -6
潮气量 0.6 0.4 0.2 0
压力/mmHg
容积/L
0 1 2 3 4 5
时间/s

吸气 呼气

（a）胸内压直接测量示意图 　（b）吸气和呼气时,肺内压、胸内压、
　　　　　　　　　　　　　　　　呼吸气容积的变化

图 5-2　胸膜腔负压及其在呼吸时的变化

性回缩力,使肺泡缩小。胸膜腔内的压力是这两种方向相反的力的代数和,即:胸膜腔内压＝肺内压-肺回缩力。

在吸气末和呼气末,肺内压都等于大气压,故:胸膜腔内压＝大气压-肺回缩力。

若以 1 个大气压的值为零,则有:胸膜腔内压＝-肺回缩力。

由此可见,胸膜腔负压实际上是由肺回缩力形成的。吸气时肺扩张,肺弹性回缩力增大,胸膜腔负压也增大;呼气时肺缩小,肺弹性回缩力减小,胸膜腔负压也减小。

胸膜腔负压的生理意义是:①有利于维持肺的扩张状态,不致因肺回缩力而萎缩;②作用于腔静脉和胸导管,降低中心静脉压,有利于静脉血液及淋巴液的回流和心房的充盈。如果胸膜腔的完整性破损,空气进入胸膜腔,临床上称为**气胸**。气胸时,负压减小或消失,轻则肺扩张受到限制,重则肺塌陷而造成肺不张使呼吸功能减弱,而且也导致循环功能障碍,危及生命。

综上所述,肺通气的过程如下:吸气时,呼吸肌收缩,胸廓扩大,牵引胸膜壁层随之扩大,胸膜腔内压降低,使肺随之扩张,肺内压下降,气体进入肺内;呼气时,与之相反。

二、肺通气的阻力

肺通气时,通气的动力必须克服通气的阻力,方能实现肺通气。肺通气的阻力可以分为弹性阻力和非弹性阻力。前者约占 70%,是平静呼吸时的主要阻力;后者约占 30%,以呼吸道阻力为主。

（一）弹性阻力

弹性阻力是指物体对抗外力作用所引起变形的力,弹性阻力越大越不易变形,越小越容易变形。弹性阻力包括胸廓的弹性阻力和肺的弹性阻力。弹性阻力的大小通常用顺应性来衡量。**顺应性**是指在外力作用下弹性组织的可扩张程度。它与弹性阻力成反比关系,若顺应性大,容易扩张,则弹性阻力小;若顺应性小,不易扩张,则弹性阻力大。

1.肺的弹性阻力和顺应性

肺的弹性阻力来自肺组织的弹性纤维和肺泡的表面张力。其中前者占肺回缩力的1/3，后者占肺回缩力的2/3。

在吸气时，肺扩张引起弹性回缩力增大，其弹性阻力就大。这种弹性回缩力就是阻止肺扩张的弹性阻力。随着肺的不断扩张，其弹性阻力增大，顺应性也逐渐变小。

肺泡表面张力是肺泡内壁有一层液体与肺泡内的气体之间形成液-气界面，该界面上的液体分子相互吸引，具有使肺泡回缩至最小面积的作用。正常情况下，在肺泡内表面的液-气界面存在着一种可以降低肺泡表面张力的物质，这种物质称为肺泡表面活性物质。其主要成分为二棕榈酰卵磷脂，由肺泡Ⅱ型上皮细胞合成和分泌。它的作用是：①降低肺泡液表面张力，有利于肺的扩张；②减小肺泡液生成，防止肺水肿的发生；③维持大小肺泡的稳定性。

2.胸廓的弹性阻力和顺应性

胸廓的弹性阻力来自胸廓的弹性成分，胸廓处于正常位置时，胸廓无变形，其弹性阻力为零，随着吸气时胸廓的逐渐扩张其弹性阻力逐渐增大，其顺应性逐渐降低。因此，胸廓的弹性阻力是阻止胸廓扩大的力。

（二）非弹性阻力

非弹性阻力包括呼吸道阻力、惯性阻力和组织的黏滞阻力，其中最重要的是呼吸道阻力。它是指气体通过呼吸道时，气体分子之间及气体分子与呼吸道管壁之间的摩擦力。呼吸道阻力占非弹性阻力的80%～90%。影响气道阻力的因素有气流的速度、气流形式和气道的管径。气道管径是影响气道阻力的重要因素，呼吸道阻力与气道半径的四次方成反比。其次是气流速度，流速快，阻力大；流速慢，阻力小。气流的层流阻力小，涡流阻力大。当气道内有黏液、渗出物、异物时，易形成涡流，阻力增大。

三、肺通气功能评价

肺通气功能评价的重要指标有肺容量和肺通气量（图5-3）。

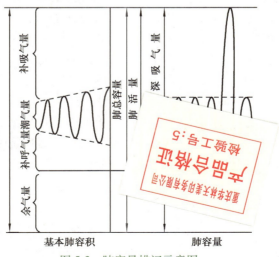

图5-3　肺容量描记示意图

（一）肺容量和肺容积

肺容量是指肺能够容纳气体的量。肺能够容纳气体的最大量,称为**肺总容量**。肺容量的多少与胸廓扩张的程度有关,胸廓扩张越大,肺容量也越大;反之,则越小。肺容量的变化可以用肺量计记录进出肺的气体量来测量,以反映肺的通气功能。

1.肺容积

肺容积由四部分互不重叠的基本容积组成。

(1)潮气量　平静呼吸时,每次吸入或呼出的气量,称为**潮气量**。正常成人的潮气量为400~600 mL。

(2)补吸气量　平静吸气末,再尽力吸气所能增加的吸入气体的量,称为**补吸气量**。正常成人的补吸气量为1 500~2 000 mL。

(3)补呼气量　平静呼气末,再尽力呼气所能增加的呼出气体的量,称为**补呼气量**。正常成人的补呼气量为900~1 200 mL。

(4)余气量　做最大呼气后,仍残留在肺与呼吸道的气体的量,称为**余气量**。正常成年人的余气量为1 000~1 500 mL。余气量过大,提示肺通气功能不佳。

2.肺容量

肺容量是肺容积中两项或两项以上的联合气量。

(1)深吸气量　平静呼气末做最大吸气所能吸入气体的量,称为**深吸气量**。它是潮气量与补吸气量之和。深吸气量是衡量最大通气潜力的一个重要指标。凡胸壁或肺实质病变、腹部占位病变均可使深吸气量明显降低。

(2)功能余气量　平静呼气末,肺中残留的气量,实际上就是余气量与补呼气量之和。正常成年人的功能余气量约为2 500 mL。严重肺气肿患者的功能余气量比正常人大。

(3)肺活量　在最大吸气后再尽力呼气所能呼出的气量,称为**肺活量**。其值等于潮气量、补吸气量和补呼气量之和。它的大小与人体身材高矮、胖瘦、性别、年龄、体位及呼吸肌功能强弱有关。正常成年男性的肺活量平均为3 500 mL,女性的肺活量为2 500 mL。肺活量反映机体一次呼吸的最大通气能力,常作为测试肺通气功能的指标之一。肺活量个体差异较大,一般变动在±20%的范围内均属正常。测定肺活量时不受时间限制,肺活量只能反映通气量的大小而不能反映通气的效率,因此还不能完全代表肺通气功能的好坏。有些疾病如严重肺气肿或支气管哮喘,肺弹性降低或通气功能明显障碍,但肺活量仍可接近或基本正常。为此,提出了"时间肺活量"测定法,即深吸气后再用力以最快的速度做最大呼气,记录第1、2、3秒末所呼出的气体量占肺活量的容积百分数。正常成人应分别达到83%、96%、99%。其中以第1秒的时间肺活量最有意义,低于60%为不正常。时间肺活量是评定肺通气功能的可靠指标之一。凡是引起呼吸道狭窄的病变,常常导致它降低。

（二）肺通气量

(1)每分通气量　每分钟吸入或呼出的气体总量,称为**每分通气量**。其数值等于潮气量与呼吸频率的乘积。正常成人在安静状态下的每分通气量为6~9 L/min。以最快的速度和最大深度呼吸时的每分通气量,称为**最大通气量**,正常值可达70~120 L/min。

(2)每分肺泡通气量　每分钟吸入肺泡的新鲜空气量,称为**每分肺泡通气量**。每分肺泡通气量简称**肺泡通气量**,指能够实现有效的肺换气的气量。从鼻腔到肺的终末细支气管只是气体进出肺的通道,而无气体交换功能,因此对气体交换而言称为**解剖无效腔**或死腔,其容积为150 mL。每次吸入的新鲜空气,只有进入肺泡才能进行气体交换,每分肺泡通气量=(潮气量−无效腔气量)×呼吸频率。

每分肺泡通气量的多少取决于呼吸的深度和频率。相等的肺通气量,深慢呼吸时的肺泡通气量就可能比浅快呼吸时大。所以在一定范围内,深慢呼吸比浅快呼吸更有利于肺泡中的气体交换,效率更高,而呼吸运动所消耗的能量还少些(表5-1)。临床某些呼吸浅而快的患者,往往出现肺泡通气量不足和缺氧的表现,其原因即在于此。

表5-1　每分肺泡通气量与呼吸深度和频率的关系

呼吸形式	每分通气量/(mL·min^{-1})	肺泡通气量/(mL·min^{-1})
平静呼吸	500×12=6 000	(500−150)×12=4 200
浅快呼吸	250×24=6 000	(250−150)×24=2 400
深慢呼吸	1 000×6=6 000	(1 000−150)×6=5 100

第二节　气体的交换和运输

气体交换,包括肺换气和组织换气。肺泡与肺毛细血管之间进行的气体交换,称为**肺换气**。血液与组织之间进行的气体交换,称为**组织换气**。它们都是以单纯扩散的方式通过生物半透膜来实现的。两种气体的单纯扩散方向主要取决于该气体的分压差。气体运输是通过血液循环来实现的。

一、气体的交换

(一)气体交换的动力

空气是一种混合性气体,混合气体中某种气体所形成的压力,称为该气体的分压。当温度恒定时,每一气体的分压取决于它自身的浓度和总压力。混合性气体的总压力等于各气体分压之合。气体的分压可按以下公式计算:

气体的分压=气体的总压力×该气体的容积百分比

气体分压差是气体交换的动力,气体分子在分压差的作用下总是从分压高的一侧向分压低的一侧扩散,即气体分压差决定扩散方向和扩散速度。在呼吸过程中,肺泡、血液、组织各处的氧和二氧化碳的分压见表5-2。

表5-2　肺泡气、血液和组织的内氧和二氧化碳分压　　　　　　　　单位:mmHg(kPa)

气体种类	肺泡气	动脉血	组　织	静脉血
O_2	104(13.9)	100(13.3)	30(4.0)	40(5.3)
CO_2	40(5.3)	40(5.3)	50(6.7)	46(6.1)

（二）气体交换的过程

肺换气是指在肺部的静脉血流经肺毛细血管时,在分压差作用下,氧由肺泡向毛细血管自由扩散,二氧化碳由毛细血管向肺泡自由扩散,呼出体外。结果使血中的氧分压升高,二氧化碳分压降低,于是静脉血变成含氧多、含二氧化碳少的动脉血。

组织换气是指动脉血流经组织细胞时,在气体分压差的作用下,氧由动脉血向组织内扩散,二氧化碳由组织扩散进入血液。结果使血液中的氧分压降低,二氧化碳的分压升高,动脉血变成了含氧少、含二氧化碳多的静脉血(图5-4)。

（三）影响肺泡气体交换的因素

(1)呼吸膜的厚度和面积　正常呼吸膜很薄,对大气通透性很大(图5-5)。正常成人在安静时呼吸膜的面积约为 40 m^2;运动时,因肺毛细血管开放数量增多,扩散面积为 60 ~ 100 m^2。气体扩散速率与呼吸膜的厚度成反比,与扩散面积成正比。在肺炎、肺水肿、肺纤维化等病理情况下可使呼吸膜增厚,气体交换速度减慢;肺气肿因肺泡融合,扩散面积减少,速度降低,导致气体交换减少。

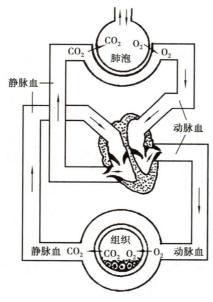

图 5-4　气体交换示意图

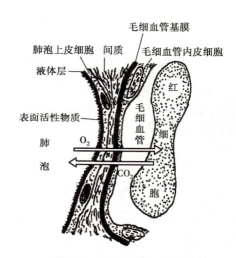

图 5-5　呼吸膜结构示意图

(2)通气/血流比值(V/Q 比值)　它是指每分钟肺泡通气量与每分钟肺血流量之比。正常成人安静时,每分钟肺泡通气量为 4.2 L;每分钟肺血流量与心输出量相当,约为 5 L,V/Q比值为 0.84,此比值可维持最佳换气效率状态。如果比值增大,意味着通气过剩或血流不足,此时部分肺泡不能与血流充分进行气体交换,致使肺泡无效腔增大;若比值减小,意味着通气不足或血流过剩,部分静脉血流经通气不良的肺泡,气体得不到充分交换,静脉血尚未成为动脉血就返回心脏,产生功能性动静脉短路。无论比值增大或减小,都可以影响到肺的换气效率。

二、气体在血液中的运输

气体在血液中的运输形式有两种:物理溶解和化学结合。物理溶解的量很少,但很重要。

气体必须先溶解,才能发生化学结合。气体释放时也必须从化学结合状态解离成溶解状态,才能离开血液。

(一)氧的运输

1.物理溶解

氧的物理溶解量很少,每100 mL血液中仅溶解0.3 mL,只占血液运输氧总量1.5%。

2.化学结合

氧与血红蛋白结合,是氧在血液中运输的主要形式。1分子血红蛋白可结合4分子氧,100 mL血中的血红蛋白所能结合氧的最大量,称为**氧容量**。而100 mL血中血红蛋白实际结合氧的量称为**氧含量**。氧含量与氧容量的容积百分比则表示**氧饱和度**,氧饱和度降低表示血中氧的含量不足,机体缺氧。

占血液运输氧总量98.5%的氧与红细胞内血红蛋白的亚铁离子结合,生成氧合血红蛋白。

$$O_2 + Hb \underset{\text{氧分压低(组织)}}{\overset{\text{氧分压高(肺)}}{\rightleftharpoons}} HbO_2$$

这一过程是可逆的,这种结合不需要酶的参与,结合和解离主要取决于氧分压。氧分压高时,形成氧合血红蛋白;氧分压低时,氧合血红蛋白便迅速解离释放氧,以供组织细胞利用,成为还原血红蛋白。氧合血红蛋白呈鲜红色,而还原血红蛋白呈淡蓝色。动脉血氧饱和度高,呈鲜红色;静脉血氧饱和度低,呈紫蓝色。当毛细血管血液中还原血红蛋白含量超过50 g/L时,黏膜或甲床等部位就呈紫蓝色,称为**发绀**,这是人缺氧的标志。另外,一氧化碳与血红蛋白的结合力较强,比氧大210倍,结合形成一氧化碳血红蛋白。血红蛋白与一氧化碳结合后失去了运输氧的能力,此时患者虽有严重缺氧,但是口唇黏膜呈樱桃红色,无发绀。发生一氧化碳中毒(煤气中毒)时应该立即离开一氧化碳环境,给予患者足够的氧气,改善缺氧状态。如果有50%以上的血红蛋白与一氧化碳结合,就会因组织缺氧而死亡。

(二)二氧化碳的运输

1.物理性溶解

正常人每100 mL静脉血中含二氧化碳53 mL,其中以物理溶解形式而被运输的二氧化碳量很少,约占总量的5%。

2.化学性结合

血液中以化学结合形式而被运输的二氧化碳量很多,约占总量的95%。可见,二氧化碳主要是以化学结合形式运输的。结合的方式有两种:一是形成碳酸氢盐,约占总量的87%;二是与血红蛋白结合形成氨基甲酸血红蛋白,约占总量的8%。

(1)形成碳酸氢盐运输　二氧化碳从组织中扩散入血浆后,只有很少一部分直接溶解于血浆之中,绝大部分则扩散进入红细胞内,也有少量直接溶解在红细胞的液体中,但主要是与红细胞内的水结合生成碳酸,因为红细胞内有碳酸酐酶,所以这一化学结合可以迅速完成。碳酸形成后能迅速解离成氢离子和碳酸氢根。其中碳酸氢根一部分与红细胞内的钾离子结合成碳酸氢钾;其余的大部分透出红细胞膜进入血浆,与血浆中的钠离子结合成碳酸氢钠而在血浆中运输(图5-6)。在碳酸氢根透出红细胞膜进入血浆的同时,血浆中的氯离子则向红细胞内转移,以维持红细胞膜两侧的电平衡,这种现象称为**氯转移**。它有利于上述一系列反应的继续进行,使二氧化碳得以不断地从组织进入血浆。当血液流经肺部时,由于肺泡内的二氧化碳分压低,上述各反应即按相反的方向进行。

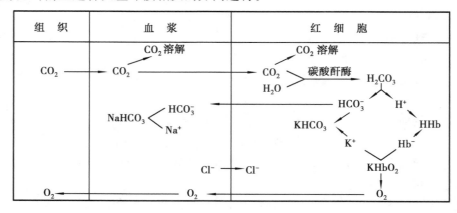

图 5-6　血液中碳酸氢盐的形成

（2）形成氨基甲酸血红蛋白运输　二氧化碳能直接与血红蛋白中的自由氨基结合形成氨基甲酸血红蛋白,并能迅速解离。其反应式如下:

$$CO_2+HbNH_2 \xrightleftharpoons[CO_2分压低(肺)]{CO_2分压高(组织)} HbNHCOOH$$

第三节　呼吸运动的调节

呼吸运动是一种节律性的活动,呼吸频率和深度随机体所处的机能状态不同或环境的变化而发生改变,以调整肺通气量,从而使血液中氧和二氧化碳含量得以保持相对恒定,并适应机体代谢的需要。这些都是通过神经和体液调节来实现的。

一、呼吸中枢

在中枢神经系统内,控制与调节呼吸运动的神经元群,称为**呼吸中枢**。它们主要分布在大脑皮质、间脑、脑桥、延髓、脊髓等部位。各级呼吸中枢在调控呼吸运动中的作用不同,正常的呼吸活动有赖于它们彼此之间的相互协调、相互制约,以及各种传入信息的整合。

（一）脊髓

脊髓中的呼吸运动神经元是呼吸运动的低级中枢,它通过脊神经支配呼吸肌的活动,同时也受到上位中枢的控制。

（二）延髓基本中枢

延髓存在着呼吸运动的基本中枢。目前认为,延髓内的呼吸神经元存在于孤束核、疑核和后疑核中,主要分为吸气神经元和呼气神经元,它们发出的轴突支配着脊髓内的呼吸运动神经元。如果在脑桥上、中部之间横断,呼吸将变慢变深,再切断双侧迷走神经,吸气大大延长,称为**长吸式呼吸**。因此,正常呼吸节律的形成,有赖于上位呼吸中枢的作用。

（三）脑桥调整中枢

脑桥存在着呼吸运动的调整中枢,正常的呼吸节律有赖于脑桥和延髓呼吸中枢共同活动形成。如果在脑桥与中脑之间横切,呼吸无明显变化,呼吸节律保持正常。可见,脑桥具有调整呼吸节律性活动的作用。呼吸节律的形成目前比较倾向于"吸气切断机制"。该学说认为,延髓内存在吸气发生器,它能引起吸气活动的进行,而呼吸调整中枢能够促进吸气切断机制,使吸气向呼气转化。当吸气切断机制活动减弱时,吸气活动再次发生,从而保证呼吸节律的正常进行。

（四）高级呼吸中枢

下丘脑及大脑皮质是呼吸运动的高级中枢,它可随意控制呼吸。人可以在一定限度内有意识地控制呼吸频率和深度,如短暂的深呼吸或屏气。同时,大脑皮质还可以通过条件反射调节呼吸运动的变化。

呼吸节律虽然产生于脑,但其活动在内、外环境的各种因素影响下发生相应的改变以适应机体需要,则依赖于神经反射的调节。

二、呼吸反射

（一）肺牵张反射

由肺的扩大或缩小而引起的反射性呼吸运动变化,称为**肺牵张反射**,它包括肺扩张反射和肺缩小反射。牵张感受器主要分布在细支气管的平滑肌里,当吸气时,肺扩张到一定程度,刺激牵张感受器发出冲动,沿迷走神经传入延髓,切断吸气,促使吸气转化为呼气。呼气时,肺缩小,对牵张感受器的刺激减弱,传入冲运减少,解除了对吸气中枢的抑制。于是,吸气中枢再次兴奋,开始了下一次吸气。

在这个反射中,它的传入神经是迷走神经,所以,肺牵张反射又称为肺-迷走反射。在动物中这一反射较明显,若切断两侧迷走神经,则吸气延长,呼吸变慢变深。成人在平静呼吸时,该反射不参与呼吸调节;但在肺淤血、肺水肿、肺炎患者中,肺不容易扩张,顺应性下降,肺扩张时细支气管扩张较大,加强了牵张感受器的兴奋,出现肺牵张反射,使呼吸变浅变快。

肺牵张反射的意义在于:使吸气不致过长、过深,促使吸气及时向呼气转化。它与脑桥的呼吸调整中枢共同调节呼吸的频率和深度。

（二）呼吸肌本体感受性反射

由呼吸肌本体感受器传入冲动引起的呼吸运动变化,称为**呼吸肌本体感受性反射**。动物实验证明,呼吸肌本体感受性反射参与正常呼吸运动的调节。

（三）防御性呼吸反射

咳嗽反射是喉、气管或支气管黏膜受到机械或化学刺激时所引起的一种反射,可将呼吸道内的异物或分泌物排出,具有清洁、保护和维护呼吸道通畅的作用。

（四）化学感受性反射

化学感受性反射是血液和脑脊液中的某些化学物质如氧与二氧化碳的含量以及氢离子浓度刺激相关化学感受器,反射性引起呼吸运动的变化(图5-7)。

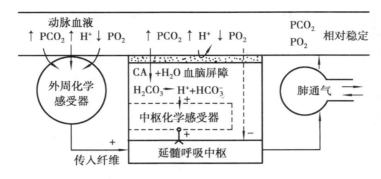

图 5-7　化学感受性呼吸反射示意图

1.CO₂ 对呼吸的影响

CO_2 是维持呼吸中枢正常兴奋的生理性刺激。实验证明,适当地增加吸入气中 CO_2 浓度,可使呼吸加深加快,肺通气量增加。但是吸入二氧化碳的含量超过某个浓度时,人会出现头痛、眩晕,甚至肌肉强直、发生抽搐的现象。含量更高时,对呼吸中枢的直接麻醉作用会导致呼吸停止。二氧化碳对呼吸有很强的刺激作用,是影响呼吸的重要因素。CO_2 对呼吸的调节作用可通过两条途径实现:一是刺激中枢化学感受器导致呼吸中枢兴奋,呼吸活动增强;二是刺激颈动脉体和主动脉体外周化学感受器兴奋,冲动传入延髓呼吸中枢,反射性使呼吸加强,肺通气量增加。实验还证明,二氧化碳对外周化学感受器的刺激作用,只是当血中二氧化碳分压突然升高,并且变化幅度较大时,或当中枢化学敏感区对二氧化碳反应下降时,才能明显显示出来。而动脉血中二氧化碳分压只需升高较少就能通过刺激中枢化学感受器引起肺通气发生变化。因此,两条途径比较,中枢化学感受器是主要的。

2.H⁺ 浓度对呼吸的影响

血中氢离子浓度增高使呼吸加深加快,酸中毒的患者会出现深而快的呼吸。可见,血液中氢离子浓度变化有刺激呼吸加强的作用。氢离子对呼吸的影响也是通过刺激中枢化学感受器和外周化学感受器两条途径来实现的。虽然中枢化学感受器对氢离子浓度变化的敏感性比外周化学感受器的敏感性高出 20 多倍,但是血液中的氢离子通过血-脑屏障的速度很慢,故血液中氢离子浓度变化对呼吸的调节主要是通过刺激外周化学感受器来实现的。

3.缺 O₂ 对呼吸的影响

动脉血中氧分压下降到 80 mmHg 以下,可出现呼吸加深加快,肺通气量增加。切断动物外周化学感受器的传入神经或摘除人的颈动脉体和主动脉体,低氧不再引起呼吸增强。动物实验表明,低氧对呼吸的兴奋作用完全是通过刺激外周化学感受器,反射性地使呼吸加深加快。但是,缺氧又可直接产生抑制呼吸中枢的作用,这种抑制作用随着低氧的程度加重而加强。所以,缺氧的程度不同,呼吸有不同的表现结果。轻度缺氧时,低氧刺激外周化学感受器所引起的呼吸中枢兴奋效应,比其对呼吸中枢的直接抑制作用更强一些,所以一般都表现出呼吸加强。在严重缺氧时,低氧对呼吸中枢的抑制作用占优势,来自外周化学感受器的传入冲动将不能抗衡低氧对呼吸中枢的抑制作用,则使呼吸减弱,甚至呼吸停止。

综上所述,当动脉血中 CO_2 分压和 O_2 分压以及 H⁺ 浓度发生变化时,通过化学感受性反射来调节呼吸,恢复血液中 CO_2、O_2、H⁺ 的水平,从而维持内环境的相对稳定。

（杨宏静）

第六章
消化和吸收

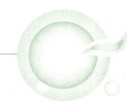

　　消化是指食物在消化管内分解为能被吸收的小分子物质的过程,它可分为物理性消化和化学性消化。经过消化后的小分子物质透过消化管壁进入血液或淋巴液的过程称为**吸收**。不能被吸收的食物残渣最终形成粪便,被排出体外。

第一节　消化管各段的消化功能

一、口腔内消化

(一)口腔的咀嚼运动及吞咽

　　咀嚼是在意识的控制下,由咀嚼肌群顺序收缩而完成的口腔内物理性消化。它通过上、下颌牙齿的切、磨、撕咬,将食物粉碎;再由舌的搅拌,使食物与唾液充分混匀形成食团。在口腔物理性消化后的食团经食管进入胃内的过程,称为**吞咽**。

(二)唾液及其作用

　　唾液是由腮腺、舌下腺和下颌下腺所分泌的无色无味的低渗液体,分泌量为 1.0～2.0 L/d,pH 值为 6.6～7.1。唾液除含有大量水分之外,还含有黏蛋白、免疫球蛋白、唾液淀粉酶、溶菌酶等。其主要作用有:①唾液淀粉酶能分解食物中的淀粉为麦芽糖;②溶菌酶和免疫球蛋白有清洁口腔、杀灭细菌和病毒的作用;③稀释进入口腔内的有害物质。

二、胃内消化

(一)胃液的成分及作用

　　胃液是由胃腺所分泌的无色透明的酸性液体,pH 值为 0.9～1.5,分泌量为 1.5～2.5 L/d。胃液中含有大量的水分,还有盐酸、胃蛋白酶原、黏液和内因子。

　　(1)盐酸　盐酸也称胃酸,是由壁细胞分泌的。其主要作用为:①激活胃蛋白酶原,使其转变为具有活性的胃蛋白酶;②促使蛋白质变性,更有利于胃蛋白酶对蛋白质的分解;③盐酸随食糜进入小肠后,能促进胰液、胆汁和小肠液的分泌;④盐酸造成的酸性环境,有助于铁和钙的吸收;⑤抑制和杀灭进入胃内的细菌。

（2）胃蛋白酶原 胃蛋白酶原是由主细胞合成和分泌的,其本无活性,在胃内盐酸的作用下使其转变为胃蛋白酶后才能发挥作用。其主要作用是分解蛋白质为蛋白胨和蛋白胨。胃蛋白酶的最适 pH 值为 2.0,随着 pH 的升高,酶的活性逐渐降低,pH≥5.0 时酶的活性消失。

（3）黏液和碳酸氢盐 黏液由胃的上皮细胞、黏液细胞、贲门腺和幽门腺分泌,在胃的黏膜表面形成凝胶层,有润滑和保护胃黏膜的功能。胃内的 HCO_3^- 是由胃黏膜上的非盐酸细胞分泌的,黏液层和 HCO_3^- 构成胃黏膜表面的保护屏障,称为 **黏液-碳酸氢盐屏障**。

（4）内因子 由壁细胞分泌,可与进入胃内的维生素 B_{12} 结合,从而促进维生素 B_{12} 的吸收。

（二）胃的运动

胃在非消化期的运动不明显,当食物经口、咽、食管进入胃后,胃的运动明显增强。

1.胃的运动形式和生理作用

（1）容受性舒张 胃空虚时,其容量只有 50 mL。当食物进入口腔和食管时,可反射性地引起胃底和胃体平滑肌舒张,从而使胃容积扩大至 1~2 L。其生理意义在于,完成容纳食物和暂时储存食物的功能。

（2）紧张性收缩 胃经常保持一种轻度的、持续的收缩状态,有利于保持胃的位置、形态和胃内压,也有利于胃液更好地渗入食物中,加速胃内容物向小肠的排空。

（3）蠕动 食物进入胃后大约 5 min 开始蠕动,从胃中部开始有节律地向幽门推进,频率为 3 次/min,并逐渐增强。胃蠕动的作用是推动食物由胃排入小肠,并研磨固体食物,增加食物与胃液的接触,使食物与胃液充分混合成黏稠糊状的食糜。

2.胃的排空及其控制

（1）胃的排空 胃内食糜完全排入十二指肠的过程,称为 **胃的排空**,一般在食物进入胃内 5 min 就开始了。食糜的理化性质和化学组成不同,其排空的速度也不同。颗粒越小排空越快,流体食物排空较固体食物快,等渗溶液比非等渗溶液排空快。三种主要食物中,糖类排空最快,蛋白质次之,脂肪排空速度最慢。而混合性食物完全排空需要 4~6 h。

（2）胃排空的控制 胃排空的控制因素来自胃和十二指肠两方面:①促进胃排空的因素是当食物进入胃内导致胃扩张,通过 **迷走-迷走反射** 加强胃的蠕动,促使胃排空的进行。胃排空速度与胃内食物的量成正比。食物的化学成分还可引起胃泌素分泌,从而刺激胃的排空。②抑制胃排空的因素是十二指肠壁上存在着多种感受器,食糜中的酸、脂肪、渗透压和机械扩张都可刺激它,反射性地抑制胃的运动,称为 **肠-胃反射**。胃的排空是逐步进行的,它有利于小肠内的食糜彻底消化和吸收。

3.呕吐

呕吐 是将胃和肠内容物从口腔强力驱出的一种反射。机械和化学刺激作用于舌根、咽部、胃、大小肠、胆总管、泌尿生殖器官等多处的感受器,以及视觉和内耳前庭位置觉改变,都可引起呕吐发生。呕吐时,胃和食管下端舒张,膈肌和腹肌强烈收缩,从而挤压胃内容物经食管、口腔逆流而出。同时,十二指肠与空肠上段也出现强烈的蠕动,由于胃舒张而十二指肠收缩,压力出现逆转,使十二指肠内容物反流入胃,所以呕吐物中常有胆汁和小肠液。

三、小肠内消化

（一）胰液的成分及其作用

胰液是胰腺腺泡分泌的无色、无臭的弱碱性液体,pH 值为 7.8~8.4,分泌量为 1~2 L/d,

渗透压与血浆相等。胰液的成分主要有水、碳酸氢盐和酶蛋白。

（1）水和碳酸氢盐　水和碳酸氢盐的作用是稀释与中和进入十二指肠内的胃酸，保护胃黏膜免受酸的侵蚀，同时为小肠内各种消化酶提供最适合的碱性环境。

（2）胰酶　胰腺能分泌多种水解酶。

①胰淀粉酶：能分解淀粉为麦芽糖及葡萄糖。

②胰脂肪酶：可以分解脂肪为脂肪酸、甘油一酯和甘油。

③胰蛋白酶和糜蛋白酶：它们为胰腺分泌的无活性的酶原。胰蛋白酶原可被**肠激酶**激活，也可被胰蛋白酶本身和胃酸激活；而糜蛋白酶则能被胰蛋白酶激活。它们的作用极为相似，能分解蛋白质为蛋白脉和蛋白胨。当两者都共同作用于蛋白质时，则可将其分解为多肽和氨基酸。

除此之外，胰液中还含有羟基肽酶、核糖核酸酶和脱氧核糖核酸酶，它们能够分解多肽为氨基酸，分解相应的核酸为单核苷酸。

由于胰液含有三种主要营养物质的水解酶，因此，它是消化液中作用最全面、消化力最强的消化液。正常情况下，胰蛋白酶能水解蛋白质，但不消化胰腺自身，因为胰腺分泌的是无活性的酶原，同时胰腺还分泌胰蛋白酶抑制物。

（二）胆汁的成分及作用

胆汁呈金黄色或橘棕色，是 pH 值为 7.4 的弱碱性苦味液体，分泌量为 0.8~1.0 L/d，由肝细胞分泌，储存于胆囊内，进食后由胆囊排出，经胆总管、十二指肠大乳头排向小肠内。

1.胆汁的性质成分

胆汁的成分较复杂，除水分和 Na^+、K^+、Ca^{2+} 以及碳酸氢盐等无机成分外，还有胆盐、胆色素、胆固醇、脂肪酸、卵磷脂和黏蛋白等有机物。胆汁中无消化酶，胆盐是胆汁中参与消化吸收的主要成分。

2.胆汁的作用

胆汁对于脂肪的消化和吸收有着重要的意义。①胆汁中的胆盐、胆固醇和卵磷脂可以乳化脂肪，使其成为直径为 3~10 μm 的脂肪微粒，有利于脂肪酶的作用；②胆盐可聚集成微胶粒，脂肪分解产物可以渗入其中，有利于脂肪的运输和吸收；③胆汁通过对脂肪的分解与吸收，促进了脂溶性维生素 A、维生素 D、维生素 E、维生素 K 的吸收。

除此之外，胆汁在十二指肠内还有中和胃酸的作用；胆盐在小肠内被吸收后还能进一步促进胆汁的分泌。

（三）小肠液的成分及其作用

1.小肠液的性质与成分

小肠液是一种 pH 值为 7.6，渗透压与血浆相等的弱碱性液体，分泌量为 1.0~3.0 L/d。小肠液的化学成分除含有大量的水和无机盐以外，还含有黏蛋白、免疫球蛋白、溶菌酶、肠激酶等有机物。

2.小肠液的作用

在十二指肠，小肠液为黏稠的碱性液体，它能保护肠黏膜免受胃酸的侵袭；免疫球蛋白能够使小肠黏膜免受抗原物质的损害；溶菌酶能杀灭小肠中的细菌。大量的小肠液可以稀释消化产物,使其渗透压下降,有利于小肠内消化产物的吸收。由小肠腺分泌的消化酶只有肠激酶,它能激活胰蛋白酶原。小肠本身对食物的消化是以一种特殊的方式进行的,在刷状缘上存在多种寡糖酶和肽酶,它们对进入上皮细胞内的消化产物继续消化,从而使完全分解的消化产物吸收入血。

(四)小肠运动的形式及意义

1.小肠的运动形式及作用

小肠的运动形式有紧张性收缩、分节运动和蠕动 3 种。

(1)紧张性收缩 紧张性收缩是小肠平滑肌其他运动形式的基础。当其紧张性降低时,肠腔容易扩张,小肠内容物的混合与运输减慢;当其紧张性增强时,食糜在小肠内的混合与转运就会加快。

(2)分节运动 分节运动是一种以环形肌为主的多点同时收缩或舒张的运动。通过分节运动使食糜在小肠内来回移动,与小肠液充分混匀,并不断挤压肠壁以促进血液和淋巴液回流,有利于营养物质的吸收(图 6-1)。分节运动在空腹时几乎不存在,进食以后才逐渐增强。十二指肠分节运动的频率为 11 次/min,回肠末端为 8 次/min。

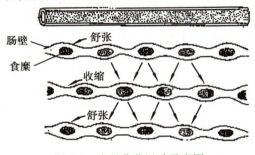

肠壁
食糜
舒张
收缩
舒张

图 6-1 小肠分节运动示意图

(3)蠕动 蠕动可以出现在小肠的任何部位,其蠕动波很弱,而近端的速度大于远端,其推进速度为 0.5~2.0 cm/s。蠕动的意义在于把食糜向前推进一小段距离。小肠内还可见到一种速度较快、推进距离较远的蠕动,称为**蠕动冲**,推进速度为 2~25 cm/s。它是由于进食吞咽动作或食糜刺激十二指肠所引起的,可将小肠内的食糜一直推向小肠末端,有时还可推送至大肠。

2.回盲括约肌的功能

在回盲交界处有**回盲括约肌**,平时保持轻度的收缩状态,能阻止小肠内容物过快地排入结肠,延长食糜在小肠内的停留时间,有利于食物的充分消化与吸收。同时,它也能防止结肠内容物倒流入回肠。

食物入胃之后,通过**胃-回肠反射**引起回肠蠕动,回盲括约肌舒张,食糜中的残渣被推入结肠,进入结肠的内容物又产生机械的扩张刺激,使回盲括约肌收缩,阻止食物残渣反流。

四、大肠的功能

(一)大肠液及细菌的作用

1.大肠液及其作用

大肠液由黏膜表面的柱状细胞和杯状细胞分泌,其 pH 值为 8.3~8.4。大肠液分泌是因肠内容物对大肠的机械刺激导致副交感神经兴奋引起的,内含大量的黏液、碳酸氢盐和少量的二肽酶和淀粉酶。其主要作用是保护肠黏膜和润滑大便,对物质的分解作用不大。

2.大肠内细菌的活动

大肠内的细菌主要来自食物和空气。大肠内的环境适宜细菌生长和繁殖。细菌中含有能分解食物残渣的酶,通过对食物残渣中的糖、脂肪和蛋白质的分解,产生乳酸、醋酸、CO_2、硫化氢、组胺、吲哚等。此外,大肠内的细菌还能合成 B 族维生素和维生素 K,被人体吸收利用。

(二)大肠的运动与排便

1.大肠的运动形式

大肠的运动少而慢,对刺激的反应也比较迟钝。

(1)袋状往返运动　由环形肌不规则的收缩,致使结肠袋中的内容物作来回的短距离运动。

(2)多袋推动运动　由一个或一段结肠袋收缩,将内容物推向下一段落。

(3)蠕动　由稳定向前的收缩波组成,收缩波前段的肌肉舒张,其后段的肌肉保持收缩状态。此外,大肠还有一种推送距离很远的**集团蠕动**。最常发生于进食之后,始于横结肠,它可使结肠内压力明显增高,将大部分内容物推向降结肠或乙状结肠。

2.排便反射

正常人直肠内是没有粪便的。当集团蠕动将粪便推至直肠时,刺激了直肠壁内的感受器,冲动经盆神经和腹下神经传至骶脊髓初级排便中枢。一方面通过盆神经传出冲动,引起降结肠、乙状结肠和直肠收缩及肛门内括约肌舒张;另一方面将冲动上传至大脑皮质引起便意和意识性的**排便反射**。此时,阴部神经传入的冲动减少,肛门外括约肌舒张,支配腹肌和膈肌的脊神经兴奋,导致腹肌和膈肌收缩,使腹腔内压力增高,有利于排便的进行。

直肠内的感受器对粪便的压力刺激具有一定的阈值,当其达到此阈值时即可引起排便反射。排便反射受大脑皮质的支配和影响,意识可加强或抑制排便反射。如果刻意地控制排便,久而久之就会使直肠壁逐渐失去对压力刺激的敏感性,加之粪便停留时间过长,水分吸收过多,引起排便困难,出现便秘。

第二节　吸　收

一、吸收的部位

食物的消化为吸收提供了条件,吸收又为机体提供了营养物质。消化管的不同部位对营养物质的吸收种类、能力和速度是不同的(图 6-2)。

口腔、咽和食管内,食物是不被吸收的,胃可吸收酒精和少量水分,而小肠是吸收的主要部位。一般认为,糖、脂肪和蛋白质的消化产物大部分是在十二指肠和空肠被吸收的,回肠则主要吸收胆盐和维生素 B_{12}。大肠主要吸收水分和盐类。

小肠作为吸收的主要部位是因为:①小肠是消化管中最长的,其长度为 4~5 m;②小肠黏膜形成环形的黏膜皱襞、绒毛和微绒毛,其表面积为 200~250 m^2;

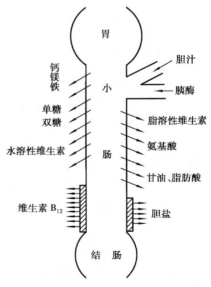

图 6-2　消化管不同部位吸收的物质

③食糜在小肠内停留时间较长,为3~8 h;④营养物质在小肠内已被彻底消化;⑤小肠的绒毛内有丰富的毛细血管与淋巴管。

二、主要营养物质的吸收

(一) 糖的吸收

糖类只有被分解为单糖后才能被吸收。小肠内的单糖主要是葡萄糖,半乳糖和较少的果糖。单糖的吸收是一种继发性主动吸收。在小肠上皮细胞的刷状缘存在一种转运体蛋白,它能选择性地把单糖转运到上皮细胞内,然后再扩散入血。单糖的转运依赖钠的转运,转运体每次可将2个钠离子和1分子单糖同时转运到细胞内,细胞底侧的钠泵再将细胞内的钠转运出细胞。因此,单糖的吸收对钠和钠泵有依赖性。只有果糖是通过易化扩散而被动吸收的。

(二) 蛋白质的吸收

蛋白质也只有在被分解为氨基酸之后才能被吸收,而且几乎全被小肠吸收。其吸收的方式与单糖相似,与钠的主动转运相偶联。不同的是,氨基酸转运体有3种,分别选择性转运中性、酸性和碱性氨基酸。研究证明,在小肠的刷状缘上存在着转运二肽和三肽的转运系统,其转运效率比氨基酸还高,转运的形式是继发性的主动转运,动力来自H^+的跨膜转运。

(三) 脂类的吸收

在小肠内,脂类物质被分解为脂肪酸、甘油一酯、胆固醇等,并很快渗入胆盐形成的微胶粒中,通过小肠绒毛表面的非流动水层到达微绒毛表面;然后它们被释放出来,透过微绒毛的脂质膜进入上皮细胞,而胆盐又回到肠腔内。

长链脂肪酸和甘油一酯被吸收后在细胞内重新合成脂肪,并与细胞内的载脂蛋白合成乳糜微粒,再分泌到细胞间,最后进入淋巴;中短链甘油三酯水解产生的甘油一酯和脂肪酸可直接进入门静脉。

(四) 无机盐的吸收

(1)钠的吸收 成人每天的钠摄入量为250~300 mg,其中95%~99%被吸收。钠的吸收首先是由上皮细胞基底部的钠泵把细胞内的钠转运到血液中,导致细胞内钠的浓度降低,肠腔内的钠借助刷状缘上的载体,偶联葡萄糖和氨基酸一道以易化扩散的形式进入细胞内。

(2)铁的吸收 铁的吸收首先被胃酸和维生素C还原为二价铁,在十二指肠和空肠上部被吸收,每日吸收量为1 mg。

(3)钙的吸收 小肠各部都有吸收钙的能力,而食物中的钙只有一小部分被吸收。其吸收量因机体需要而定,维生素D能促进小肠对钙的吸收。钙只有在溶解和离子状态时才能被吸收,进入小肠内的胃酸可促进钙游离;脂肪酸可促进钙的吸收。

(五) 水的吸收

水的吸收都是被动进行的。各种溶质被主动吸收所产生的渗透压差是水吸收的动力。胃肠每日吸收水分量约为8 L,在十二指肠和空肠上部水的吸收量很大,但消化液的分泌量也很大,因此,这一部位水的净吸收量不大,而回肠水的净吸收量较大。结肠吸收水的能力很强,但结肠内容物中水分已很少,通常结肠每日吸收水分只有400 mL左右。

第三节　消化器官活动调节

一、神经调节

（一）消化器官的神经支配及其作用

1.自主神经

消化器官中除口腔、咽、食管上段和肛门外括约肌是骨骼肌,受躯体运动神经支配外,其余均为平滑肌,受交感神经和副交感神经双重支配,其中副交感神经的作用占优势。副交感神经兴奋时,使胃肠道平滑肌运动增强,括约肌舒张,消化腺分泌增多,消化功能得以增强。交感神经兴奋时,其作用与副交感神经正好相反,对胃肠道平滑肌的运动和消化腺的分泌产生抑制作用,使消化活动减弱。

2.内在神经丛

从食管中段起至肛门的消化管壁内存在着内在神经丛。在环形肌与纵行肌之间为肌间神经丛,其释放的神经递质为乙酰胆碱和P物质,前者可使平滑肌收缩,后者则引起平滑肌舒张;在黏膜下为黏膜下神经丛,其释放的神经递质是乙酰胆碱和血管活性肠肽,前者的作用是引起消化腺的分泌,后者的作用是抑制消化腺的分泌。交感神经与副交感神经是通过内在神经丛控制消化器官活动的。

（二）消化活动的反射性调节

消化活动的反射中枢位于延髓、下丘脑、边缘叶及大脑皮质,感受器广泛存在于各器官内,通过反射中枢控制消化活动的非条件反射和条件反射。

1.非条件反射

（1）头期　当食物进入口腔和咽,刺激口腔和舌的感受器,反射性地引起迷走神经和躯体运动神经兴奋,导致胃肠活动增强。消化腺分泌和吞咽反射进行,促进了口腔内的消化,加速了食物由口腔进入胃。

（2）胃期　食团进入胃内引起胃扩张,刺激了胃底和胃体的感受器,通过迷走-迷走反射和内在神经丛反射,引起胃的运动增强,胃液、胰液、胆汁分泌增加,同时也刺激胃窦部的G细胞引起促胃液素分泌增加,导致胃液、胰液和胆汁分泌增加。既促进了胃内的消化与排空,又为小肠内的消化作好了准备。

（3）肠期　食糜对小肠的机械和化学刺激,除引起小肠的运动增强,胰液、胆汁和小肠液分泌增加,消化功能增强外,还通过肠-胃反射抑制胃的蠕动与排空,致使胃的排空与小肠内的消化和吸收活动相协调。

2.条件反射

食物的色、香、味、形刺激了眼、鼻、舌等感受器,分别通过第Ⅰ、Ⅱ、Ⅴ、Ⅶ、Ⅸ、Ⅹ对脑神经的传入纤维传到各级反射中枢,经过综合分析,再由Ⅶ、Ⅸ、Ⅹ对脑神经的传出纤维引起消化管活动增强、消化腺分泌增多。语言作为条件刺激,也可以建立引起消化活动增强的条件反射,例如"望梅止渴"。

二、体液调节

1.胃肠激素的作用

胃肠激素是胃肠黏膜的内分泌细胞合成和分泌的,其主要作用是调节消化活动,对其他器官的活动也产生影响。

(1)调节消化腺的分泌和消化道的运动　不同的胃肠激素对不同的消化腺、平滑肌和括约肌的作用不同。几种主要胃肠激素的作用见表6-1。

表6-1　几种胃肠激素作用表

	胃液 (盐酸)	胰液 (HCO_3^-)	胰酶	肝 (胆汁)	小肠液	食管 (括约肌)	胃 (括约肌)	胃 (平滑肌)	小肠 (平滑肌)	胆囊 (平滑肌)
促胃液素	++	+	++	+	+	+	+	+	+	+
促胰液素	−	++	+	+	+	−	−	−	−	+
胆囊收缩素	+	+	++	+	+	−	+−	+	+	++

注:+表示兴奋;　++表示强兴奋;　−表示抑制;　+−表示因部位不同既有兴奋又有抑制。

(2)调节其他激素的释放　胃肠激素除了调节消化活动之外,还可调节其他激素的释放。例如,肠抑胃肽有强烈的刺激胰岛素分泌作用,它可使葡萄糖吸收之后血糖浓度不至于过高;生长抑素、胰多肽、血管活性肠肽等对生长素、胰岛素、胰高血糖素和促胃液素的释放均有调节作用。

(3)营养作用　胃肠激素具有促进消化道组织代谢和生长的作用,称为**营养作用**。例如,促胃液素和胆囊收缩素分别刺激胃的泌酸部和胰腺组织的蛋白质合成。

2.脑-肠肽

据现代研究证明,一些最初在胃肠道中发现的肽类激素也出现在中枢神经内,而中枢神经中的神经肽也在消化道发现。这种双重分布的肽被统称为**脑-肠肽**。促胃液素、胆囊收缩素、P物质、生长抑素、神经降压素都属于脑-肠肽。

(李　策)

第七章
能量代谢和体温

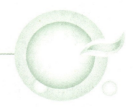

第一节　能量代谢

生物体内物质代谢过程中所伴随的能量释放、转移、储存和利用，称为**能量代谢**。

一、能量的来源、储存、转移和利用

机体所需的能量来源于食物中糖、脂肪和蛋白质，其中约70%来自糖的氧化供能，脂肪、蛋白质在正常情况下很少被作为能源利用。

三大营养物质在体内进行生物氧化所释放的全部能量中，约有50%以上迅速转化为热能维持体温，并不断地发散于体外；其余部分则以化学能的形式主要储存于三磷酸腺苷（ATP）中。ATP广泛存在于人体的一切细胞内，是体内能量的直接提供者。当ATP分解时，其储存的能量再放出，供应机体进行合成代谢和各种生命活动的能量需要，如肌肉收缩、神经传导等。ATP内的化学能以电能、渗透能、机械能、化学能等形式被机体利用后，绝大部分最终也转化为热能而散发于体外，只有骨骼肌运动时，有15%～20%的能量被转化为机械外功。因此，人体从三大营养物质中获得的能量，除骨骼肌运动完成的机械功以外，其余最终都以热能形式向体外散发。体内能量的来源、储存、转移和利用之间的关系总结如下（图7-1）。

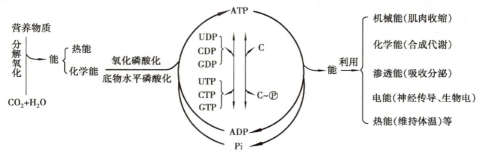

图 7-1　体内能量代谢示意图

二、影响能量代谢的因素

机体的能量代谢受许多因素的影响,但主要有以下几方面:

(一)肌肉活动

肌肉活动对能量代谢的影响最显著。机体的能量代谢可随肌肉活动强度而改变。剧烈运动时的产热量可为安静时的数倍至数十倍。

(二)环境温度

人在安静、环境温度为 20~30 ℃时,其能量代谢最稳定。若环境温度低于 20 ℃或高于 30 ℃,能量代谢均会增加。这是由于环境温度降低,寒冷刺激引起骨骼肌紧张度反射性增强所致;而环境温度升高,使体内生化反应加速、呼吸与循环功能增强,导致能量代谢增加。

(三)食物的特殊动力效应

人在进食后的一段时间内,即使处于安静状态,机体的产热量也比进食前有所增加,这种由食物引起机体产生"额外"热量的现象,称为**食物的特殊动力效应**。例如,进食蛋白质后,额外增加的热量达 30%;食入糖和脂肪后,分别增加 6%和 4%;混合食物进食后则增加 10%。其产生的机制目前还不清楚。

(四)精神活动

人在平静思考问题时,对能量代谢的影响不大。只有在精神紧张或情绪激动(如恐慌、焦虑、愤怒)时,能量代谢才会增加。这是由于骨骼肌紧张性增加以及促进代谢的激素释放增多,使机体产热量增加所致。

三、基础代谢

(一)基础代谢的概念

如上所述,影响能量代谢的因素很多,为了消除这些因素的影响,在临床上常把基础代谢作为测定能量代谢的标准。**基础代谢**是指机体在基础状态下的能量代谢。而在单位时间内的基础代谢,称为**基础代谢率**。基础状态是指人体处在清醒、静卧、禁食 12 h 以上、环境温度保持为 20~25 ℃以及精神安宁的状态。在基础状态下,人体的各项生理功能稳定,并消除了影响能量代谢的各种因素,因此,能量代谢及代谢率也比较稳定。但基础代谢率不是人体最低的代谢率,人体熟睡时更低。

(二)基础代谢率的正常水平及其变化

基础代谢率可随性别、年龄等不同而有生理变动。在其他情况相同时,男性基础代谢率比女性高,幼年比成年高,且年龄越大代谢率越低。我国正常人基础代谢率的平均值见表 7-1。

临床上,判断某受试者所测得的基础代谢率是否正常,是将其基础代谢率与表 7-1 所对应的正常平均值相比较,如果相差在±15%之间,无论增高或降低均为正常。只有当相差超过 20%时,才有可能属于病理变化。如甲状腺功能亢进时,基础代谢率可比正常值高出 20%~80%;甲状腺功能低下时,基础代谢率可比正常值低 20%~40%。因此,基础代谢率的测定是临床诊断甲状腺疾病的重要辅助方法。

表7-1　我国正常人基础代谢率平均值(kJ/m²)

年龄/岁	11~15	16~17	18~19	20~30	31~40	41~50	51以上
男性	195.5	193.4	166.2	157.8	158.7	154.1	149.1
女性	172.5	181.7	154.1	146.5	146.9	142.4	138.6

第二节　体　温

体温是指机体深部的平均温度。在正常情况下,人和高等动物的体温是保持相对恒定的,这是维持组织细胞酶的正常活性、保证新陈代谢和生命活动正常进行的必要条件。

一、正常体温及其生理变动

由于人体深部的温度不易测试,在临床上常测量口腔、腋窝和直肠的温度代表体温。直肠温度正常值为36.9~37.9 ℃,与机体深部的血温接近;口腔(舌下)温度为36.7~37.7 ℃;腋窝温度为36.0~37.4 ℃。

在生理情况下,人的体温可随下列因素有所波动。

(一)昼夜变化

在一昼夜中,人的体温呈现周期性波动,但波动幅度一般不超过1℃。2:00—6:00最低,13:00—18:00 最高。体温的这种周期性变化与人体的昼夜周期性活动规律有关,受内在的生物节律控制。

(二)性别

女性的体温较同龄男性高0.3 ℃,且基础体温随月经周期发生规律性变化。月经期和排卵前期体温较低,排卵日降至最低,排卵后体温又回升到较高水平,直至下次月经来临。体温的这种周期性变化主要与女性体内孕激素的周期性变化有关(图7-2)。

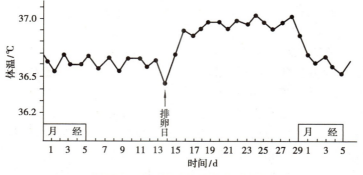

图7-2　女子基础体温的变动曲线

（三）年龄

幼儿的体温略高于成人，而老年人又略低于成年人，这是由于不同年龄段的人其基础代谢率不同。新生儿，特别是早产儿，体温机制尚未完善，其体温易受环境温度的影响而发生较大的波动，因此需要加强护理，注意保持适宜的室温。

（四）肌肉活动和精神因素

骨骼肌活动时，产热量增加，体温可暂时升高。但由于散热机制的调节，体温不会过高，并在活动停止后逐渐恢复正常。另外，当精神紧张时，体温也会升高，故临床上应在受试者安静休息一段时间后再进行体温测试。

二、机体的产热和散热

人体体温的相对稳定是由于体内产热和散热保持动态平衡的结果。

（一）产热

机体的热量来自体内各组织器官的分解代谢。不同的器官代谢水平不同，产热量也各异。安静时，主要的产热器官是内脏，其中肝代谢最旺盛，产热量最多；运动或劳动时，主要的产热器官是骨骼肌，其产热量占全身总热量的比例由安静时的18%提高到90%。

此外，当交感神经兴奋或甲状腺激素、肾上腺髓质激素分泌增多时，能提高器官代谢水平，增加产热。因此，机体主要通过对骨骼肌活动强度的调节以及影响器官代谢水平的激素分泌调节来控制机体的产热量。

（二）散热

机体热量的一小部分通过肺、肾、消化道等途径散发，大部分通过皮肤散发。皮肤散热的主要形式有以下几种：

（1）辐射散热　　**辐射散热**是指机体以热射线的形式将体热传给周围较冷物体的一种散热方式。其散热量的多少取决于体表与外界环境的温度差和机体的有效辐射面积。体表与外界环境的温差越大，或机体的有效辐射面积越大，辐射散热量就越大。但当外界环境的温度高于皮肤温度时，机体不仅不能通过辐射方式散热，还会接受来自外环境的辐射热。

（2）传导散热　　**传导散热**是指机体将热量传给与它直接接触的较冷物体的一种散热方式。其散热量取决于皮肤与接触物体之间的温度差以及物体的导热性能。接触物的温度越低或导热性越好，传导散热量就越大。例如，水的导热性能好，故临床上常用冰袋、冰帽为高热患者降温。

（3）对流散热　　**对流散热**是指机体的热量通过空气流动向体外发散的方式。它是传导散热的一种特殊形式。对流散热的多少取决于体表与空气之间的温度差和空气流动的速度。气温越低或风速越大，对流散热量也就越大。如夏季使用电风扇，转速快，散热效果就好。

综上所述，辐射、对流和传导这三种皮肤散热方式都是在体表温度高于外界环境温度的前提下发生的。如果外界环境的温度接近或高于体表温度时，这三种方式都不能有效进行。此时，机体唯一的散热方式就是蒸发散热。

（4）蒸发散热　　**蒸发散热**是指机体的热量通过体表水分蒸发向体外发散的方式。这是一种有效的散热途径，体表每蒸发 1 g 水，可带走 2.43 kJ 的体热。蒸发散热包括不感蒸发和可感蒸发两种。

①不感蒸发。**不感蒸发**是指体内水分直接透出皮肤和呼吸道黏膜,在未形成明显的水滴之前就被蒸发的一种散热方式。这种蒸发是在身体表面弥漫地持续进行的,与汗腺活动无关,是一种自然的水分蒸发,即使在低温环境中也可发生。在 30 ℃ 以下的环境中,人体每天的不感蒸发量较恒定,一般为 1 000 mL 左右,其中通过呼吸道黏膜蒸发的水分为 200～400 mL,通过皮肤蒸发的水分为 600～800 mL。因此,临床上给禁食患者补液时,应考虑不感蒸发丧失的体液量。婴幼儿不感蒸发比成人大,故婴幼儿容易发生脱水。

②可感蒸发即发汗。**可感蒸发**是指通过汗腺活动向体表分泌汗液,汗液在体表聚集成滴而被蒸发的一种散热方式。人在安静状态时,当环境温度达到 30 ℃ 左右便开始发汗。运动或劳动时,即使环境温度不高,也可发汗。汗腺受交感神经支配,故其分泌活动受神经系统反射性调节。但机体发汗的速度还受多种因素的影响,如劳动的强度、环境温度和湿度、风速以及机体对高温的适应程度等。劳动强度越大,环境温度越高,出汗速度越快。但空气湿度大时,不利于汗液蒸发。因此,当气温高而湿度大时,汗液蒸发困难,体热不易散发,感觉闷热,容易发生中暑。

汗液为低渗液。汗液中水分占 99% 以上,其他成分以氯化钠为主。当机体大量出汗时,不仅要大量补充水分,还应补充电解质,以维持体内水和电解质平衡。

三、体温调节

人和其他恒温动物能在环境温度变化的情况下保持体温相对恒定,是由于机体能进行自主性和行为性两种体温调节活动。

(一) 自主性体温调节

自主性体温调节是指在体温调节中枢控制下,调节机体的产热和散热过程,并通过增减皮肤的血流量、发汗、寒战等生理调节反应,使体温保持相对稳定的调节方式。这是体温调节的基础。

1.温度感受器

根据分布的部位分为外周温度感受器和中枢温度感受器两类。

(1)外周温度感受器　分布于全身皮肤、黏膜和内脏器官中,感受局部的温度变化。外周温度感受器分为冷感受器和热感受器两种,其中冷感受器的数量多于热感受器,故外周感受器对寒冷刺激比较敏感。

(2)中枢温度感受器　位于中枢神经系统内对温度变化敏感的神经元,称为**中枢温度感受器**。它们分布于脊髓、脑干网状结构和下丘脑等处,尤其在视前区-下丘脑前部(PO/AH)分布较多。中枢温度感受器包括冷敏神经元和热敏神经元两种,其中热敏神经元多于冷敏神经元。中枢温度感受器能够感受流经脑和脊髓的血液温度变化,当温度升高时,热敏神经元发放冲动增多;温度下降时,冷敏神经元发放冲动增多。

2.体温调节中枢

从多种恒温动物的实验中观察到,切除大脑皮质及部分皮层下结构,只要保留下丘脑及其以下的神经结构,动物的体温仍可以保持恒定。若进一步破坏下丘脑,则动物体温不能维持恒定。以上实验证明,调节体温的基本中枢位于下丘脑。而下丘脑的视前区-下丘脑前部是体温调节中枢整合机构的中心部位,因为视前区-下丘脑前部的温度敏感神经元不仅能感受局部组织的温度变化,还能对外周温度感受器和其他部位的中枢温度感受器传入的温度信息进行整合处理。通过 PO/AH 的整合作用,经传出神经调节机体的产热和散热等装置的活动,使产热和散热达到平衡,维持体温恒定。

3.体温调节机制

正常人体温之所以能维持在 37 ℃左右,可以用目前公认的"调定点学说"来解释。该学说认为,体温调节类似恒温器的调节,视前区-下丘脑前部的中枢温度敏感神经元在体温调节中起调定点作用。调定点数值的设定,决定体温恒定的水平。正常情况下,调定点的数值设定为 37 ℃,下丘脑的体温调节中枢就按照这个温度来控制产热和散热装置等的活动,使体温稳定于 37 ℃左右。当体温高于 37 ℃时,通过外周和中枢温度感受器,将体温变化信息传到视前区-下丘脑前部,导致热敏神经元活动增强,散热大于产热,使升高的体温降回到 37 ℃;当体温低于 37 ℃时,通过上述过程,热敏神经元活动减弱,冷敏神经元活动增强,产热大于散热,使降低了的体温回升到 37 ℃。

调定点学说认为,细菌等微生物感染引起的发热,是由于它们作为致热源使调定点上移的结果。如调定点上移到 39 ℃,而实际体温为 37 ℃,则冷敏神经元兴奋,引起恶寒、战栗等产热反应,直到体温升到 39 ℃以上时才出现散热反应。如果致热源不清除,则产热和散热就在新的体温水平保持平衡;若致热源被清除,调定点恢复到 37 ℃,而此时体温为 39 ℃,则热敏神经元兴奋,引起皮肤毛细血管扩张、出汗等散热反应,直至体温恢复到 37 ℃水平。

(二)行为性体温调节

在环境温度变化时,人类还可通过增减衣着、增减运动和创造人工气候环境等有意识的行为来保持体温的相对恒定,这种调节方式称为**行为性体温调节**。它是有意识地适应性活动,是对自主性体温调节的补充。

自主性和行为性这两种机制在对人类的体温调节中是相互关联、相互补充的,使人体能更好地适应自然环境的变化,使人体的体温调节更完善。

(李丹)

第八章
肾的排泄

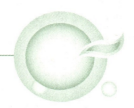

第一节　概　述

一、排泄的概念与途径

排泄是机体将分解代谢的终产物和体内过剩的或不需要的物质,经过血液循环,由排泄器官排出体外的过程。机体的排泄器官有肾、肺、消化道、皮肤等。肺通过呼气排出二氧化碳、水和挥发性药物等;消化道排泄来自胆汁的胆色素和钙、镁、铁等电解质;皮肤汗腺分泌排出水分、少量氯化钠和尿素;肾是机体最重要的排泄器官。粪便是未被消化吸收的食物残渣,由大肠排出,不属于生理排泄物。

二、肾的功能

肾最重要的功能是泌尿功能。肾的排泄物以尿的形式排出体外,尿中所含排泄物的种类最多、数量最大、成分最复杂,临床上对尿的检查也是最常见的辅助检查之一。肾的另一重要功能是保持内环境的稳态。肾通过泌尿,一方面排泄代谢终产物,同时又能根据机体具体情况,随时调节对水、电解质等的排出量,故对维持细胞外液中水容量、化学成分、渗透压和酸碱度的相对稳定起重要的作用,即对保持内环境的相对稳定有极为重要的意义。此外,肾可以参与血量分配,还有生成肾素、前列腺素和促红细胞生成素等生物活性物质的功能。

三、尿液

（一）尿量

正常人每昼夜排出的尿量为 1~2 L。尿量的多少主要取决于人体每天摄入的水量,摄入量越多,尿量也越多;反之,尿量减少。其他途径如出汗、腹泻排出的水分增多,则尿量减少。每昼夜尿量长期持续在 2.5 L 以上,称为**多尿**;每昼夜尿量持续在 0.1~0.5 L,称为**少尿**;每昼夜尿量少于 0.1 L,称为**无尿**,以上均为临床的异常现象。无论多尿或少尿,都会给人体带来不良影响。若少尿,则不能将排泄物全部排出体外而堆积在体内,使内环境遭受破坏,严重影响机体正常生命活动;多尿,会造成水、电解质和酸碱平衡紊乱;无尿的后果更为严重。

(二)尿的理化性质

新鲜尿液呈淡黄色、透明。正常尿的比重与尿量成反比关系,尿的比重通常为 1.015~1.025 kg/L。如果出现尿量增多而比重不降低,或尿量减少而比重不增高,均为异常。尿中溶质浓度同样也影响渗透压,尿渗透压一般高于血浆,大量饮水使尿量增加时,可暂时低于血浆。检查尿的比重和渗透压可以反映肾浓缩和稀释尿的功能。正常尿一般为酸性,pH 值为 5.0~7.0。尿的 pH 值主要受食物成分影响。荤素杂食者,因蛋白质分解后产生硫酸盐、磷酸盐等酸性物质经肾排出,故呈酸性;素食者,因蔬菜或水果中所含酒石酸、苹果酸、枸橼酸钠等有机酸可在体内氧化,其酸性产物较少,碱性基团排出较多,故尿液呈碱性。

尿中水占 95%~97%,其余是溶解于尿液中的固体物质。固体物质以蛋白质代谢产生的含氮终产物和电解质为主,见表 8-1。

表 8-1　正常人体尿中主要化学成分

电解质	含量/[g·(24 h)$^{-1}$]	非蛋白氮	含量/[g·(24 h)$^{-1}$]
Cl^-	5~9	尿素	15~30
Na^+	3~5	肌酐	1.0~2.0
K^+	2~4	尿酸	0.1~1.0
Ca^{2+}	0.1~0.2	马尿酸	0.1~1.0
Mg^{2+}	0.1~0.2	氨	0.3~1.2
SO_4^{2-}	2~4		
$H_2PO_4^-$	1~5		

正常尿液中还含有微量的糖、蛋白质、胆色素、酮体等成分,但是常规临床方法不能检查出来,故一般认为正常尿液不含上述物质。若尿中查出葡萄糖时,称为**糖尿**;若尿中有蛋白质,称为**蛋白尿**。

第二节　尿生成过程

尿是在肾单位和集合管中生成的,包括 3 个环节:肾小球的滤过作用、肾小管和集合管的重吸收作用、肾小管和集合管的分泌排泄作用。

一、肾小球的滤过功能

肾小球滤过是尿生成的第一步,当血液流经肾小球毛细血管时,除血细胞和血浆中大分子的蛋白质外,其余的水分和小分子溶质均可滤入肾小囊内,形成肾小球滤液(原尿),这个过程称为**肾小球的滤过作用**(图 8-1)。

（一）滤过的结构基础——滤过膜

滤过膜由肾小球毛细血管内皮细胞、基膜和肾小囊脏层的足细胞构成。滤过膜上有大小不同的孔道，肾小球毛细血管为有孔型毛细血管，血管壁上有直径为 70 ~ 90 nm 的小孔；基膜上有网孔，其孔径为 2 ~ 8 nm；足细胞形成微孔，其直径为 4 ~ 11 nm。滤过膜的通透性取决于被滤过的物质大小及所带电荷。一般来讲，分子的有效半径小于等于 2.0 nm 的中性物质能自由通过滤过膜，而大于 4.2 nm 则不能通过。被滤过物质所带的电负性也影响其滤过，同样大小的物质带正电荷的容易通过，而带负电荷的则不能通过。这就是滤过膜的**机械屏障**和**电荷屏障**作用。因此，当血液流经肾小球毛细血管时，血细胞、大分子的蛋白质不能通过滤过膜，带负电的物质也不容易通过滤过膜，只有水分、电解质和小分子物质才能通过滤过膜形成原尿。

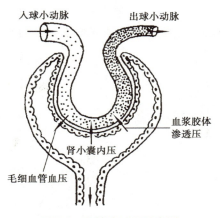

图 8-1　有效滤过压示意图

（二）滤过的动力——有效滤过压

肾小球滤过作用的动力是**有效滤过压**，它与组织液生成的动力有效滤过压相似。这里有效滤过压的大小取决于滤过膜两侧的力量对比，它等于肾小球毛细血管血压、血浆胶体渗透压和肾小囊内静水压的代数和。用微穿刺法测得肾小球毛细血管血压为 45 mmHg，血浆胶体渗透压为 25 mmHg，肾小囊内压为 10 mmHg。即：

有效滤过压＝肾小球毛细血管血压－（血浆胶体渗透压＋肾小囊内压）
　　　　　＝ 45 mmHg－（25＋10）mmHg
　　　　　＝ 10 mmHg

（三）肾小球滤过率

每分钟由两侧肾脏生成的滤液量称为**肾小球滤过率**。正常成人每分钟约为 125 mL，这样算来，24 小时可达 180 L 之多。肾小球滤过率与肾血浆流量之比值称为**滤过分数**。成人安静时，肾血浆流量约为每分钟 660 mL，滤过分数为：125 mL /660 mL×100%＝19%，所以流经肾脏的血浆只有 1/5 左右从肾小球滤出。

二、肾小管和集合管的重吸收功能

肾小球滤液流经肾小管和集合管时，其中的水和各种溶质将全部或部分通过小管上皮细胞回到血液中，这个过程称为**肾小管和集合管的重吸收作用**。集合管虽然不属于肾单位，但是在泌尿过程中，它们具有相同的功能，并且两者的功能是紧密联系在一起的，所以常常连在一起讨论（图 8-2）。

（一）重吸收的概念和方式

重吸收的方式有两种：主动重吸收和被动重吸收。**主动重吸收**是小管上皮细胞逆浓度差或电位差的转运，在转运过程中需要消耗能量，如葡萄糖、氨基酸、Na^+、K^+、Ca^{2+}等都属主动重吸收；**被动重吸收**是顺浓度差、电位差或渗透压差进行转运，转运过程不需要消耗能量，如

Cl^-、HCO_3^-、尿素、水等主要是被动重吸收。在被动重吸收过程中,吸收数量的多少,除与浓度差、电位差、渗透压大小有关外,还取决于小管壁对重吸收物质通透性的大小。

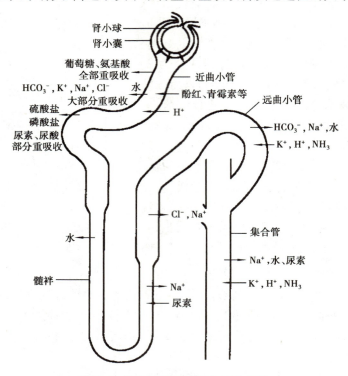

图 8-2　肾小管重吸收和分泌示意图

(二)几种主要物质的重吸收

(1)葡萄糖的重吸收　正常人原尿中的葡萄糖浓度与血浆相同,但终尿中葡萄糖的浓度为零。微穿刺实验结果表明,葡萄糖在近曲小管能够全部主动重吸收,其重吸收的过程与 Na^+ 的吸收有关,是与 Na^+ 的吸收相偶联的。缺 Na^+ 常引起葡萄糖的重吸收减少或消失;而葡萄糖的重吸收又常刺激 Na^+ 的转运。

肾小管对葡萄糖的重吸收有一定的限度,正常人血糖浓度在 $3.9 \sim 6.1$ mmol/L 时,滤过的葡萄糖全部被重吸收;当血糖浓度超过 $8.88 \sim 9.99$ mmol/L 时,已超过葡萄糖吸收的极限,尿中出现葡萄糖。肾小管对葡萄糖的这一吸收限度,称为**肾糖阈**。血糖越高,尿糖也越高。

(2)Na^+ 和 Cl^- 的重吸收　滤液中的 Na^+ 有 65%~70% 在近曲小管被重吸收,远曲小管和集合管重吸收量约为 10%,其余的 Na^+ 在髓袢升支粗段被重吸收,由尿中排出的量往往不足 1%。

近曲小管对 Na^+ 的主动重吸收过程,常用泵-漏模式来解释:首先,肾小管上皮细胞膜中的钠泵将 Na^+ 主动转运到管外组织液中,同时,细胞间隙侧膜的钠泵也将 Na^+ 主动转运到细胞间隙中,再回到血液中。由于细胞内的 Na^+ 转移到血液中,造成细胞内 Na^+ 浓度降低,由此小管液中高浓度的 Na^+ 顺电化学梯度经肾小管上皮细胞膜易化扩散进入细胞内。

Cl^-的重吸收多是伴随Na^+的重吸收而被动重吸收。Na^+的重吸收形成了小管内外的电位差,促使小管液中的Cl^-扩散进入细胞间隙。

(3)水的重吸收　正常时,每天从肾小管滤出180 L液体,而平均尿量却只有1.5 L左右,99%的水均被肾小管和集合管重吸收了,仅有1%的水被排出。水的重吸收率减少1%时,尿量即可增加一倍。由此可见,尿量的多少,虽然与肾小球的滤过率有关,但主要还是决定于肾小管和集合管对水的重吸收率。

滤液中的水有65%~70%在近曲小管被重吸收,它是伴随溶质吸收所形成的渗透压差而被吸收的,这一部分水的重吸收与体内是否缺水无关,称为必须重吸收,髓袢重吸收的15%;在远曲小管和集合管重吸收的水量约12%,这一部分吸收的水量可因体内水的需要情况而变化,称为调节性重吸收。当机体缺水时,水吸收增多;不缺水时,水吸收减少,即可以调节体内水量,进而改变尿量的多少。

三、肾小管和集合管的分泌排泄功能

肾小管和集合管的**分泌**是指肾小管与集合管的上皮细胞将自身的代谢产物释放入管腔内的过程;**排泄**是指肾小管和集合管的上皮细胞,将经血液运输而来的代谢产物和某些物质释放进入管腔内的过程。由于这两种方式都将物质排入肾小管,故常不予严格区分。

(一)H^+的分泌

肾小管各段和集合管上皮细胞均能分泌H^+,其中大部分是由远端小管分泌的,是一个主动过程。代谢产生的CO_2和水在肾小管上皮细胞内经碳酸酐酶(CA)催化形成碳酸,碳酸又解离成为H^+和HCO_3^-,H^+被主动分泌到小管液中,肾小管上皮细胞每分泌一个H^+,就会有一个Na^+被重吸收,称为**H^+-Na^+交换**。重吸收的Na^+和解离的HCO_3^-一起经组织间隙反流回血液,$NaHCO_3$是体内最重要的碱储。因此,H^+的分泌具有"排酸保碱"的作用,对维持体内酸碱平衡具有重要意义。

(二)NH_3的分泌

NH_3主要由肾小管上皮细胞内谷氨酰胺脱氨基产生。NH_3是脂溶性物质,容易通过细胞膜向小管液中扩散,并与小管液中的H^+结合生成NH_4^+,NH_4^+又与小管液中的Cl^-结合,形成铵盐随尿排出。NH_3的分泌使小管液H^+浓度降低,可促进H^+的分泌。同时,强酸盐的Na^+则通过H^+-Na^+交换进入细胞,再与HCO_3^-一起运回血液。因此,NH_3的分泌同样具有排酸保碱,维持机体酸碱平衡的作用。

(三)K^+的分泌

尿液中的K^+主要是由肾小管分泌的。K^+的分泌与Na^+的重吸收有密切关系。由于Na^+的重吸收造成小管液的电位降低,K^+则顺电位差扩散到小管液中,形成K^+-Na^+交换。

在远曲小管和集合管中不仅有K^+-Na^+交换,还有H^+-Na^+交换。H^+、K^+与Na^+的交换存在相互竞争。酸中毒时,H^+生成增多,H^+-Na^+交换增多,K^+-Na^+交换受抑制,K^+分泌减少,导致血K^+升高;高血钾症时,K^+-Na^+交换增强,竞争性抑制H^+-Na^+交换,H^+在体内聚积,导致酸中毒。同理,碱中毒时,血浆中H^+浓度降低,H^+-Na^+交换减弱,K^+-Na^+交换增强,K^+排出增加,出

现低血 K^+。

（四）其他物质的排泄

血浆中有些物质,既可从肾小球滤过,又可由肾小管分泌,如肌酐和对氨基马尿酸。有的物质进入体内,如青霉素、酚红、碘锐特等则主要由肾小管排入管腔,临床可采用酚红排泄试验来检查小管分泌功能是否正常。

第三节　调节和影响尿生成的因素

一、影响肾小球滤过的因素

（一）有效滤过压的改变

有效滤过压中任何因素的改变都有可能影响有效滤过压,从而改变肾小球滤过率。

1.肾小球毛细血管血压的改变

实验证明,动脉血压在 $80\sim180$ mmHg（ $10.7\sim24.0$ kPa）范围内变化时,肾血流量存在自身调节的机制。多数人认为,动脉血压升高时,入球动脉管壁的平滑肌受牵张刺激而收缩,血流阻力增大,使肾小球滤过率无明显变化;当动脉血压降低时,入球动脉管壁舒张,血流阻力减小,使肾小球毛细血管的血流量不致减少,血压不致下降,因而有效滤过压和肾小球滤过率也无明显变化。这说明机体对肾小球滤过功能的调节是通过肾血流量自身调节实现的,以保证机体在生理状态下泌尿功能的正常进行。但是如果动脉血压下降到 80 mmHg（10.7 kPa）以下时（如大失血）,超过了肾血流量自身调节范围,肾小球毛细血管血压相应下降,使有效滤过压降低,肾小球滤过率减少而引起少尿,当动脉血压降至 $40\sim50$ mmHg（ $5.3\sim6.7$ kPa）时,可导致无尿。高血压病晚期,因入球动脉发生器质性病变而狭窄时,亦可导致肾小球毛细血管血压明显降低,引起肾小球滤过率减少而导致少尿,甚至无尿。

2.血浆胶体渗透压的改变

人体血浆胶体渗透在正常情况下不会出现明显波动。只有在血浆蛋白浓度降低时,才引起血浆胶体渗透压下降,从而使肾小球有效滤过压和滤过率增大,尿量增多。例如静脉输入大量生理盐水引起尿量增多的主要原因,就是血浆蛋白被稀释,血浆蛋白浓度降低,血浆胶体渗透压下降所致。

3.肾小囊内压的改变

正常情况下肾小囊内压比较稳定。当发生尿路梗阻时,如肾盂结石、输尿管结石或肿瘤压迫等,可引起患侧囊内压升高,使有效滤过压降低,滤过率减少。此外,有的药物,如磺胺,容易在小管液酸性环境中结晶析出;或某些疾病发生溶血过多使滤液含血红蛋白时,其药物结晶或血红蛋白均可堵塞肾小管而引起囊内压升高,导致肾小球有效滤过率下降。

（二）肾血浆流量的改变

前已述及,肾小球入球端到出球端,由于滤液的形成,血浆胶体渗透压逐渐升高,造成有效滤过压递减,血浆胶体渗透压上升的速度必然影响有效滤过压。当肾血浆流量增多时,其胶体渗透压上升速度变慢,有效滤过压递减速度随之减慢,肾小球毛细血管生成滤液的有效长度延长,肾小球滤过率增多。只有在人体进行剧烈运动或处于大失血、严重缺氧等病理情况下,因交感神经兴奋增强,肾血管收缩,使肾血管流量和肾小球血浆流量明显减少时,才引起肾小球滤过率降低。

(三)滤过膜的改变

肾小球滤过膜通透性的大小可以用它所允许通过的物质的相对分子质量的大小来衡量。血浆中小分子物质很容易通过滤过膜上各种大小孔道;但大分子物质,如相对分子质量为69 000的血浆白蛋白则很难通过,而且还存在涎蛋白选择性阻挡作用,因而它在滤液中的浓度不超过血浆浓度的 0.2%;相对分子质量超过 69 000 的球蛋白、纤维蛋白原等根本不能通过滤过膜。此外,血浆中相对分子质量为 64 000 的血红蛋白,本可以滤过,但它是与珠蛋白结合成为复合物形式存在,因而也不能通过。发生大量溶血时,血中所含血红蛋白即可滤过由尿排出,形成血红蛋白尿。

正常情况下滤过膜通透性比较稳定,只有在病理情况下才发生改变而影响尿的生成。例如肾小球炎症或缺氧时,常伴有蛋白尿。过去认为,这是滤过膜通透性增大所致。近年来研究发现,此时滤过膜通透性是减小而不是增加,蛋白尿的出现是由于病变使滤过膜上带负电荷的涎蛋白减少或消失,对带负电荷白蛋白的同性电荷相斥作用减弱,使白蛋白易于滤过所致。当病变引起滤过膜损坏时,红细胞也能滤出形成血尿。

肾小球滤过膜总面积为 1.5~2 m^2。人在正常情况下,全部肾小球处于活动状态,因而滤过面积保持稳定。病理情况下,如急性肾小球肾炎,肾小球毛细血管内皮增生、肿胀,基膜也肿胀加厚,引起毛细血管腔狭窄甚至完全闭塞,致使有效滤过面积减小,滤过率降低,出现少尿甚至无尿现象。

二、影响肾小管和集合管功能的因素

(一)小管液中的溶质浓度

小管液中溶质浓度是影响重吸收的重要因素。小管液中溶质所形成的渗透压具有对抗肾小管和集合管重吸收水的作用。当小管液中溶质浓度增大而渗透压升高时,水的重吸收减少,排出尿量增多,这种利尿方式称为**渗透性利尿**。糖尿病患者出现多尿,就是由于小管液中葡萄糖含量增多,肾小管不能将它全部重吸收回血液,使小管液渗透压升高,从而妨碍水重吸收的缘故。临床上使用一些能经肾小球滤出不能被肾小管重吸收的药物,如甘露醇,由静脉注入血液来提高肾小管中溶质浓度以提高渗透压,从而达到利尿、消除水肿的目的。

(二)抗利尿激素

抗利尿激素是由下丘脑视上核和室旁核(前者为主)合成、分泌的一种多肽激素,经下丘脑-垂体束运输到神经垂体贮存,机体需要时释放入血液。

1.抗利尿激素的生理作用

抗利尿激素的生理作用主要是提高远曲小管和集合管上皮细胞对水的通透性,促进水分重吸收,使尿液浓缩,尿量减少。

2.抗利尿激素释放的调节

血浆晶体渗透压升高和循环血量减少是引起抗利尿激素释放的有效刺激。

(1)血浆晶体渗透压的改变　下丘脑视上核及其周围区域存在着对渗透压变动特别敏感的细胞,称为渗透压感受器。当人体失水时(如大量出汗、呕吐、腹泻等),血浆晶体渗透压升高,对渗透压感受器刺激加强,引起抗利尿激素合成和释放增多,使尿量减少;如果饮入大量清水则相反,血浆晶体渗透压降低,对渗透压感受器刺激减弱,抗利尿激素合成和释放减少而使尿量增多。饮入大量清水后引起尿量增多的现象,称为**水利尿**。

(2)循环血量的改变　当循环血量增多时,左心房和胸腔大静脉的容量感受器受牵张刺激增强,沿迷走神经传入冲动增加,反射性使抗利尿激素合成和释放减少,尿量增多,有利于血量的维持。动物实验证明,当机体失血量达总血量的10%时,血中抗利尿素浓度明显增加。

(三)醛固酮

醛固酮是由肾上腺皮质球状带分泌的一种类固醇激素。

1.醛固酮的生理作用

醛固酮的生理作用主要是促进远曲小管和集合管主动重吸收 Na^+,同时排出 K^+,所以有保 Na^+ 排 K^+ 的作用。随着 Na^+ 的重吸收,Cl^- 和水也被重吸收,起着保持内环境中 Na^+、K^+ 含量正常和组织液、血量相对稳定的作用。

2.醛固酮分泌的调节

醛固酮分泌受肾素-血管紧张素-醛固酮系统及血 K^+,血 Na^+ 浓度的调节。

(1)肾素-血管紧张素-醛固酮系统　血管紧张素是刺激醛固酮合成和分泌的主要因素(图 8-3)。肾素分泌的量,将决定血浆中血管紧张素的浓度,当肾素-血管紧张素在血中浓度增高时,醛固酮在血中浓度也增加;反之,醛固酮在血中浓度降低。因肾素、血管紧张素、醛固酮三者在血浆中的水平通常保持一致,从而构成一个相互关联的功能系统,称为肾素-血管紧张素-醛固酮系统。

(2)血 K^+ 与血 Na^+ 浓度　血 K^+ 浓度升高或血 Na^+ 浓度降低,特别是血中 K^+ 浓度升高,可直接刺激肾上腺皮质球状带,使醛固酮分泌增多;相反,血 K^+ 浓度降低或血 Na^+ 浓度升高,则醛固酮分泌减少。这对恢复血 K^+ 与血 Na^+ 的正常浓度起着重要作用。

(四)心房钠尿肽

心房钠尿肽是由心房肌细胞产生的多肽激素,它一方面可使血管舒张,外周阻力降低,心输出量减少;另一方面促进肾对 $NaCl$ 和水的排出。后者的作用机制可能是:①减少肾素的分泌;②抑制醛固酮的分泌;③抑制集合管对 $NaCl$ 的重吸收;④抑制抗利尿激素的分泌。因此,有人认为心房钠尿肽系统与肾素-血管紧张素-醛固酮系统一起具有调节水钠代谢的作用。

此外,影响肾小管和集合管重吸收与分泌功能的体液因素还有甲状旁腺素、糖皮质激素等。

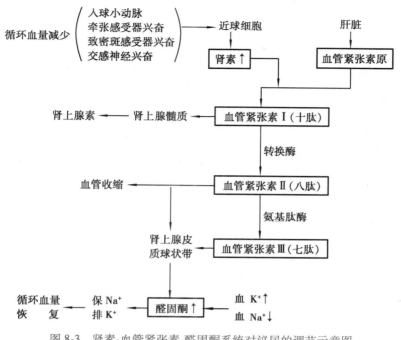

图 8-3 肾素-血管紧张素-醛固酮系统对泌尿的调节示意图

第四节　尿的浓缩和稀释

肾脏具有很强的浓缩和稀释尿液的能力。尿的浓缩和稀释是根据尿液的渗透压和血浆的渗透压相比较而确定的。如果尿的渗透压高于血浆,表示尿液已被浓缩;反之,则表示尿液被稀释。当机体缺水时,尿液浓缩,排出高渗尿,使水分尽可能保留在体内;相反,在大量饮水后,体内水分过多,则排出低渗尿,使多余的水分排出体外。如果肾脏浓缩和稀释尿液的能力严重损坏,则不论机体饮水量多或少,都排出等渗尿。因此,可以根据尿液的渗透压来推测肾脏对尿液的浓缩和稀释功能。

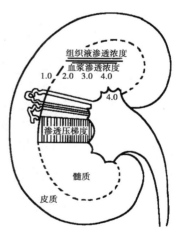

图 8-4　肾髓质渗透压梯度示意图

尿液的浓缩和稀释主要是在肾髓质内进行,它与肾髓质存在的渗透压梯度差有着十分密切的联系,而肾髓质的渗透压梯度差和肾小管各段的通透性不一是尿液浓缩和稀释的前提,最终取决于血中抗利尿素的水平(图 8-4)。

一、尿的浓缩和稀释过程

肾脏对尿进行浓缩和稀释的功能是保持水平衡的重要机制。由于肾髓质渗透压梯度差的存在,来自近端小管的小管液在流经髓袢时,其渗透压的变化与肾髓质渗透压保持一致,当小管液流经髓袢升支粗段时,Cl^-、Na^+被主动吸收,水则不易被吸收,使小管液中的 NaCl 浓度低于血浆成为低渗溶液。当低渗溶液流经远曲小管和集合管时,由于受肾髓质渗透压梯度差的影响,水被重吸收,导致小管液的渗透压升高。而水的吸收又受到抗利尿素的影响。

尿的浓缩与稀释一般取决于体内水分的多少,当机体缺水时,抗利尿素分泌增多,水分的重吸收增加,尿液被浓缩;机体水过多时,抗利尿素分泌减少,水分的重吸收减少,尿液被稀释。肾通过尿的浓缩和稀释过程,调整尿液中溶质与水的比例,维持体液的正常渗透压,对于机体的水平衡起着重要的调节作用。

二、肾髓质渗透压梯度的形成和保持

(一)外髓部渗透压梯度差的形成

髓质渗透压梯度的形成,与各段肾小管对 Cl^-、Na^+ 和尿素的通透性不同有关。大量证据表明,外髓的髓袢升支粗段能主动重吸收 Cl^-、Na^+,而对水不通透,因此,使得升支粗段内的小管液往皮质方向流动时,小管内的 Cl^-、Na^+ 不断地进入周围组织,并使外髓组织内的渗透压升高,小管液中 NaCl 浓度逐渐降低。所以,在外髓部的渗透压梯度主要是由 NaCl 的重吸收形成,并且越近皮质渗透压越低,越近内髓渗透压越高。

尿浓缩机制示意图如图 8-5 所示。

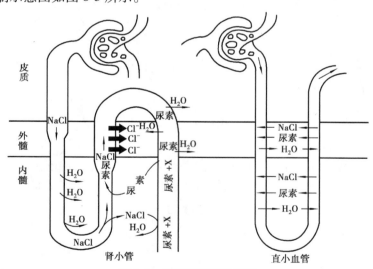

图 8-5　尿浓缩机制示意图

(二)内髓部渗透压梯度的形成

在内髓渗透压梯度的形成过程中,尿素和 NaCl 的转运起着很重要的作用。因为髓袢升支粗段、远曲小管、皮质和外髓部的集合管对尿素的通透性很低,于是小管液流经这些部位时,在抗利尿激素的作用下,水分被重吸收,使小管液中的尿素浓度逐渐升高。当小管液到达对尿素易于通透的内髓集合管时,尿素的浓度已显著增加,使小管液中的尿素开始向周围间质扩散,造成内髓组织间液的渗透压增高。同时,由于髓袢降支细段对尿素和NaCl都不通透,内髓中的尿素,依赖于它的渗透作用,使降支内的水分向管外渗出,因此降支内液体越往乳头方向流动,管内的NaCl浓度越高,使渗透压也不断升高,在降支顶点转折处NaCl浓度达最高值。髓袢升支细段,对水相对不通透,而对NaCl的通透性很高,所以小管液沿着髓袢升支细段向皮质方向流动时,NaCl顺着管内外浓度差被动扩散到内髓部,形成了渗透压梯度。因此,内髓渗透压梯度主要是由尿素和NaCl的转运而形成的。

(三)肾髓质渗透压梯度的保持

肾髓质渗透压梯度的保持主要依赖直小血管的作用。由于直小血管与髓袢降支伴行,而髓质中的NaCl和尿素的浓度又比血浆浓度高,因此,NaCl和尿素顺渗透压的梯度差进入直小血管降支,形成和髓质相同的渗透压梯度。当血液由直小血管升支向皮质方向流动时,由于直小血管内的渗透压高于同一水平的组织,故吸收组织中的水分进入直小血管,而直小血管中的NaCl和尿素则向组织间隙扩散,再进入直小血管的降支。通过NaCl和尿素的不断转移,保持了肾髓质的渗透压梯度。

第五节　尿的贮存与排放

一、尿的输送和贮存

尿的生成是个连续过程,生成的尿液不断地进入肾盂,肾盂内的压力随之增高,再加上肾盂的收缩和输尿管的周期性蠕动,将尿液输送到膀胱暂时贮存。当膀胱内尿液积聚到一定量时,便引起排尿反射,将尿液经尿道排出体外。

二、尿的排放

(一)膀胱与尿道的神经支配

膀胱逼尿肌和尿道内括约肌受交感神经和副交感神经双重支配。副交感神经纤维是由骶髓发出的盆神经,兴奋时可使膀胱逼尿肌收缩,尿道内括约肌舒张,促进排尿;交感神经纤维由腰髓发出经腹下神经到达膀胱,兴奋时可使膀胱逼尿肌松弛,尿道内括约肌收缩,阻止尿的排放。尿道外括约肌受阴部神经(由骶髓发出的躯体神经)支配,兴奋时可使尿道外括约肌收缩,这一作用受意识控制。至于尿道外括约肌的松弛,则是阴部神经被抑制的结果。

上述3种神经中也含有传入纤维,膀胱充胀感觉的传入纤维在盆神经中,膀胱痛觉的传入纤维在腹下神经中,而传导尿道感觉的传入纤维在阴部神经中。

(二)排尿反射

膀胱具有贮存和排尿功能。一般成人膀胱内尿量在400 mL以下时,其膀胱内压很低,当尿量达到400~500 mL时,膀胱内压迅速上升可达15 cmH$_2$O。这时膀胱壁牵张感受器受刺激兴奋,冲动沿盆神经的传入纤维传至骶脊髓内的排尿中枢;同时,冲动也上传到大脑皮质,产生尿意。排尿反射进行时,冲动沿盆神经传出,引起膀胱平滑肌收缩、尿道内括约肌松弛,尿液进入后尿道。后尿道感受器受到尿液刺激反射性抑制阴部神经,使尿道外括约肌舒张,尿液被排出体外。尿液刺激后尿道感受器还可以进一步反射性加强排尿中枢活动,这是一种正反馈作用。

大脑皮质等排尿反射的高级中枢能控制脊髓排尿反射低级中枢的活动,这种控制是受意识支配的。婴幼儿由于大脑皮质发育尚不完善,对初级排尿中枢的控制能力缺乏或较弱,故不能控制排尿,易发生夜间遗尿现象。

在某些病理情况下,可出现排尿异常。例如当膀胱发生炎症或受到机械刺激(如膀胱结石)时,膀胱牵张感受器频繁兴奋而频繁出现尿意,可出现排尿次数增多,而每次排出尿量减少的现象,称为**尿频**。当脊髓损伤使大脑皮质与初级排尿中枢失去联系时,排尿反射仍存在,但失去意识控制,称为**尿失禁**。当骶部脊髓损伤使初级排尿中枢活动发生障碍或排尿反射弧任一环节受损时,膀胱充盈尿液,却不能排尿,这种情况称为**尿潴留**。

(杨宏静)

第九章
感觉器官

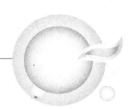

第一节　概　述

感觉是客观事物在人脑中的反映。人体感觉的产生,首先必须由机体感受器感受到内、外环境变化,再将其转化为相应的神经冲动,经特定传导通路到达大脑的对应部位,才会产生相应的感觉。

一、感受器和感觉器官的概念和分类

感受器是指分布于体表或机体内部专门感受内、外环境变化的结构或装置。最简单的感受器即外周感觉神经末梢,如体表与痛觉有关的游离神经末梢;较复杂的感受器可在游离神经末梢外包裹被膜样结构,如环层小体和肌梭等。另外,结构和功能高度分化的感觉细胞如视锥、视杆细胞也属于感受器。

按照不同的分类方法,感受器有不同种类。从分布来看,可划分为内感受器和外感受器,前者感受机体内部环境变化,后者感受外界环境变化;根据感受器所接受刺激的性质来看,可分为机械感受器、化学感受器和温度感受器等;从感受效果上看,有些感受器会引起主观感觉,有些感受器不产生特定感觉,而只能引起相应的调节性反应。

感觉器也称**感觉器官**,它是指结构和功能均高度分化的特殊感受器及其附属结构组成的特定装置。代表性的感觉器官主要有视器(眼)、位听器(耳)等。

二、感受器的生理特性

(一)适宜刺激

一种感受器只对某种特定形式的能量变化最敏感,该种形式刺激为该感受器的**适宜刺激**。例如 20~20 000 Hz 频率的机械振动才是耳蜗毛细胞的适宜刺激。感受器对适宜的刺激非常敏感,只需极小的刺激强度就能引起感觉,因此把这种引起感觉产生的最低刺激强度称为**感觉阈**。另外,感受器并不是只对适宜刺激产生反应,对非适宜刺激也会产生反应,但往往

所需的刺激强度要大得多。

（二）换能作用

所有的感受器都具有换能作用，即能将其感受到的各种形式刺激最终转换为在传入神经上的动作电位，称为感受器的**换能作用**。当一定形式的能量刺激作用于感受器时，首先会在感受器细胞或感觉神经末梢形成相应的电位变化，称为**感受器电位**或**发生器电位**。这种电位具有局部电位的特点，其幅度、持续时间和波动方向可以反映该感受器所接受刺激的某种特性，体现了相应刺激的特定性。显然，只有当这些局部电位逐渐总和最终使传入神经纤维产生动作电位，才意味着换能作用的有效实现。

（三）编码功能

众所周知，不同的感受器可以感受不同的刺激。感受器在将不同刺激转换成神经动作电位时，不仅转换了能量形式，而且把该刺激所包含的相关变量也转移到了动作电位的特定序列中，称为感受器的**编码功能**。实验证明，不同感受器经换能后形成的传入神经冲动是在波形和性质上相似的动作电位，而机体最终获得的不同性质的感觉主要由该动作电位经对应传导通路到达的大脑特定部位来决定。另外，刺激的强度或刺激量则与产生的动作电位的频率高低和参与信息传输的神经纤维的数目密切相关。

（四）适应现象

恒定强度刺激在持续作用过程中，随时间推移其传入神经纤维上的动作电位频率逐渐下降的现象，称为感受器的**适应现象**。不同的感受器有不同的适应能力，由此可分为快适应感受器和慢适应感受器两类。快适应感受器如皮肤的环层小体，当接受恒定压力的作用时，形成的传入神经冲动衰减极快，显然有利于其感知快速变化的环境信息，发现新的刺激；慢适应感受器在恒定刺激作用下，一般是在刺激早期出现冲动频率的相对下降，以后则维持在某一水平，从而对机体的某些功能状态进行持续监控，适时调整。

第二节　视觉器官

人类获得的信息绝大多数来自视觉系统。**视觉**是由视觉感受器接受适宜电磁波刺激，经编码、加工、整合之后传入中枢神经产生的主观感觉。

人眼是引起视觉的感受装置，它能接受由发光物体或反光物体反射来的波长为 380～760 nm 的电磁波，经折光系统在视网膜上形成清晰的物像；而人脑的视觉中枢则可接收视网膜传来的信息，分辨物像的相关性质，从而表现为视野内发光体或反光体的细节清晰可见。

观察人眼的基本结构（图 9-1）可以发现，眼的折光系统和视网膜是产生视觉的直接结构。其中以角

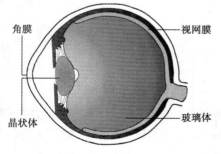

图 9-1　眼球的矢状切（右眼）

膜为主的折光系统的特点是透明无血管,可以充分保证眼外光线的有效折射,成像于视网膜上。视网膜含有对光刺激高度敏感的感光细胞(视锥、视杆细胞),能转换光信号并做先期处理,形成神经纤维的动作电位后向视觉中枢传导,从而最终产生视觉。

一、眼的折光功能

(一)眼的折光成像

通过具有特殊光学特性的折光系统的作用构成清晰物像。

1.折光系统光学特性

眼的折光系统比较复杂,光线要经过多次折射才能成像。反复的几何光学计算表明,正常成人眼在安静无调节时,其折光系统的后主焦点恰好在视网膜上,这正是视网膜上形成清晰物像的前提条件。

2.简化眼

考虑眼折光的复杂性,依据其实际光学特性引入结构更为简单的等效光学模型或系统,称为**简化眼**(图9-2)。需要注意的是,简化眼是假想模型,其所有光学参数和特性等价于正常眼,有利于成像相关因素的分析和计算。具体而言,简化眼为单球面折光体:前后径 20 mm,折射率 1.333;球面曲率半径 5 mm;恰好能使平行光在视网膜上聚焦。

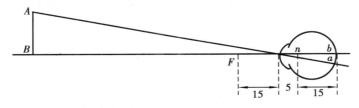

图 9-2　简化眼及其成像

3.物体成像相关因素

在实际的成像时,首先要考虑反射光在行进过程中的损耗(散射或吸收),最终是否有足够的能量兴奋感光细胞;其次,要分析物体在视网膜上的成像尺寸是否在分辨能力限度之内。只有同时满足上述要求,才可能被机体感知。

(二)眼的调节

眼的调节即眼对折光能力的改变,主要通过 3 种方式实现。

(1)晶状体调节　晶状体作为具有良好弹性的折光物体,随其凸度变化产生相应折光效果,称为**晶状体调节**。

实践证明,来自 6 m 以外物体的光线可近似地认为是平行光线,不需要调节即可在视网膜上形成清晰的物像。看 6 m 以内的近物时,视网膜上的模糊影像经一系列神经反射使睫状肌收缩,睫状小带松弛,晶状体回缩变凸,折光力发生不同程度的增加,物像前移,清晰成像;视远物时,睫状肌松弛,睫状小带紧张,晶状体受拉变扁,折光力相对减弱,物像也能正好落在视网膜上(图9-3)。

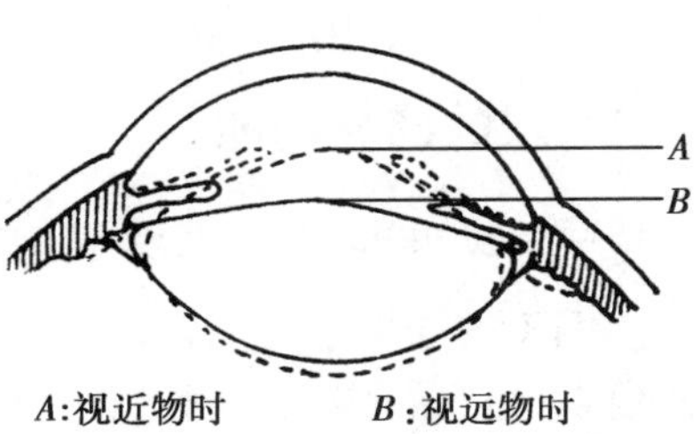

A:视近物时　　B:视远物时

图 9-3　晶状体调节成像

值得注意的是,晶状体的调节能力有限,尤其是随年龄增加,因其晶状体的弹性下降,会导致相应的调节能力下降。我们把晶状体经最大能力调节后,眼能看清物体的最近距离,称为近点。显然,近点越近,表明晶状体的弹性越好。由于晶状体的弹性随年龄增长而减小,因此人眼的调节能力也随年龄增长而减退,近点逐渐远移。40岁以上的人,眼调节力减退加快,形成老视,其机理即在于此。

（2）瞳孔调节　正常眼的瞳孔发生开大和缩小变化,从而调节和控制进入人眼的光线量,保证成像清晰,称为**瞳孔调节**。例如看近物时,瞳孔会缩小,以减少折光系统的球面像差和色像差,使成像更为清晰。瞳孔大小能随光线强弱而改变,强光下缩小、弱光下开大,称为**瞳孔对光反射**。

（3）双眼球会聚　视近物时,出现的双眼球内收向鼻侧靠拢的现象,称为**眼球会聚**。这样可使物体成像于双眼视网膜的对称点上,产生单一清晰视觉,避免复视。

（三）眼的折光异常

眼球形态或折光异常,均可使平行光线不能聚焦于视网膜上清晰成像,称为**折光异常**（图9-4）。折光异常主要包括近视、远视、散光三类。

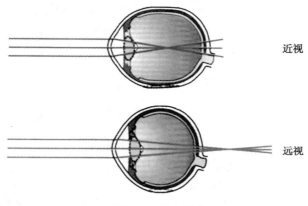

图9-4　折光异常

（1）近视　它主要因折光系统折光过强或眼球前后径过长造成。其焦点落在视网膜之前,故视物模糊,可用凹透镜矫正。

（2）远视　它主要因折光系统折光过弱或眼球前后径过短造成。其焦点落在视网膜之后,故视物模糊,可用凸透镜矫正。

（3）散光　因角膜（或晶状体）表面不呈正球面体,即不同方位曲率半径不同,在视网膜上不能形成焦点而形成焦线,故视物不清或物像变形的现象,称为**散光**。可用柱面镜矫正。

二、眼的感光功能

（一）视网膜的感光功能

视网膜的结构十分复杂,主要是一层透明的神经组织膜,它包括4层细胞（图9-5）。最外层是色素上皮层,构成有利光感受活动的色素屏障。色素上皮层的内侧是感光细胞层,含视杆细胞和视锥细胞,两类细胞分别构成两种感光换能系统。感光细胞层的细胞与双极细胞层的细胞构成突触联系,后者与节细胞层中的节细胞再形成联系。这样,感光细胞转换形成的神经冲动就能顺利向视觉中枢传导。

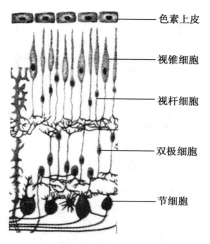

图 9-5　视网膜细胞分层和联系

（二）视杆细胞的光化学和换能

分布在视网膜周边的视杆细胞，对光的敏感度较高，能接受弱光的刺激引起视觉，但对物体的分辨能力较差，只能辨轮廓，且视物无色觉，构成**晚光系统**。

视杆细胞含有能感光的视紫红质。在光照下，可迅速分解成视蛋白和视黄醛，诱发视杆细胞出现感受器电位，再经双极细胞的传递，最终形成节细胞上的动作电位。在感光的过程中，视紫红质在不断地分解、合成。亮光下，分解大于合成；暗光下，则恰好相反。可见，由于在弱光下视紫红质的数量会越来越多，就可以增加视网膜的敏感性，这正是人眼在暗处能不断适应的原因。由于视紫红质在分解和合成的过程中部分视黄醛被消耗，需要依靠食物中的维生素 A 补充，因此，维生素 A 缺乏会引起暗光条件下的视觉障碍，称为**夜盲症**。

（三）视锥细胞与色觉

分布于视网膜中央部的视锥细胞，虽然对光的敏感度较低，只能接受强光刺激产生视觉，但对物体表面的细微结构和轮廓的分辨能力高，具有辨别色觉的能力，构成**昼光系统**。

人类的视网膜有 3 种视锥细胞，分别含有对红、绿、蓝 3 种光线敏感的视色素。当不同波长的光波作用于不同的视锥细胞时，会以一定的比例导致 3 种细胞分别产生不同程度的兴奋，这一信息传至视觉中枢，即可产生对应色觉。

据研究，视网膜在正常情况下可分辨约 150 种不同的颜色。如果对某种颜色不能分辨，称为**色盲**；对各种颜色均不能分辨，称为**全色盲**；而对某种颜色的分辨力降低，则称为**色弱**。

三、与视觉有关的几种生理现象

（一）暗适应和明适应

人由亮光处进入暗光处，初始时看不清物体，必须经过一段时间后才能恢复相应视力的现象，称为**暗适应**。这是由于视紫红质在亮光处大量分解，残余量不足以兴奋视杆细胞，而视紫红质的合成也需要一定的时间，只有当其合成量能有效刺激视杆细胞时，暗处视觉才会恢复。同样，人由暗处突然进入亮处，先会感到一片耀眼、视物不清，需经过一段时间之后才能恢复正常视觉，称为**明适应**。其产生原理主要是暗处积蓄的大量视紫红质遇强光迅速分解而形成耀眼光感，而对光较不敏感的视锥细胞随视紫红质减少才逐渐恢复感光。一般来说，明适应比暗适应快，只需 1 min 左右。

（二）视敏度

视敏度又称**视力**，指眼分辨物体两点间最小距离的能力，通常以视角大小进行衡量。视角是物体上两点发出的光线射入眼球经节点进行交叉而形成的夹角（图 9-6）。显然，眼能辨别的视角越小则视力就越好。一般正常眼能分辨的视角约为 1 分角。

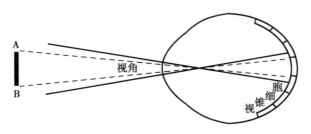

图 9-6　视敏度和视角示意

（三）视野

单眼固定注视前方一点时所能看到的范围,称为**视野**。通常颞侧和下方的视野较大,鼻侧和上方的视野较小(图 9-7)。在同一光照条件下,不同颜色的视野大小顺序依次是:白色、黄色、蓝色、红色、绿色。借助视野测定,可以辅助诊断视网膜和视觉传导通路病变。

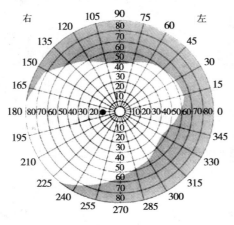

图 9-7　右眼视野范围示意

（四）双眼视觉

双眼视物时,双眼视野有相当大一部分产生重叠,称为**双眼视觉**。虽然双眼视网膜会各自形成完整物像,并经对应神经通路传至中枢,但人的主观意识上只感觉到单一物体,这正是物体同一部位来的光线正好成像在双眼视网膜对称点上的缘故。这种双眼视觉不仅弥补了单眼视野盲区,扩大了视野,同时也产生了立体感,使视物更加真实确切。

第三节　听觉器官

听觉的感觉器是耳,包括外耳、中耳、内耳三部分。实践证明,人耳可听的声波范围是 20~20 000 Hz,其中 1 000~3 000 Hz 是最敏感的频率范围。对于每一种频率的声波而言,均有一刚能引起听觉的最小强度,称为**听阈**。如果强度持续增加达到引起鼓膜疼痛感的这个限度,称为**最大听阈**。听阈与最大听阈之间的听觉范围称为**听域**。不难理解,人耳能感受的声振需经外耳、中耳的传音和内耳的换能后,使机械能转换为神经冲动,上传后兴奋听觉中枢,最终才会产生听觉。

一、外耳和中耳的功能

（一）外耳的集音作用

(1)耳郭　能收集声波,判断声源的方向。

(2)外耳道　是声波传导的通道,能将传至鼓膜的声音强度增大约 10 倍。

（3）鼓膜　类似电话机受话器中的振膜，为压力承受器，它具有良好的频率响应和较小失真度。

（二）中耳的传音功能

锤骨、砧骨和镫骨相互连接构成的听骨链，是声波在传递过程中惰性最小、效率最高的杠杆（图9-8）。声波经此杠杆传到卵圆窗膜时，通过鼓膜与卵圆窗膜面积之比和该杠杆的长、短臂之比使声压增强22.4倍。

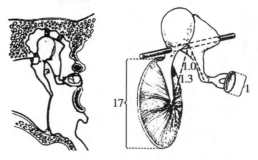

图9-8　听小骨链的杠杆原理

（三）声波传入内耳的途径

声音传入内耳，通常包括气传导、骨传导两种途径，正常时以气传导为主。

（1）气传导　声波通过外耳道使鼓膜振动，再沿听骨链和卵圆窗传入耳蜗，称为**气传导**。另外，该声振也可引起鼓室内空气的振动，经蜗窗传入耳蜗。但这一途径多在听骨链受损时发挥小部分代偿作用，这时的听力大为下降。

（2）骨传导　声波直接引起颅骨振动，再引起耳蜗内淋巴振动的传导途径，称为**骨传导**。此途径在正常听觉中效果极差。

二、内耳的感音功能

（一）耳蜗的感音换能作用

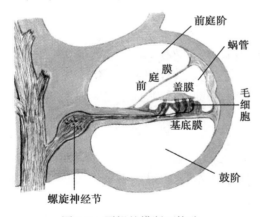

图9-9　耳蜗的横断面构造

耳蜗是中空的骨质管腔绕锥形骨盘形成的复合结构，其横断面由骨螺旋板上发起的前庭膜和基底膜分别将其分为前庭阶、鼓阶（内含外淋巴）和蜗管（内含内淋巴）。在基底膜上有声音感受器——螺旋器，由毛细胞和支持细胞等组成。毛细胞底部有神经末梢连耳蜗神经，顶部有听毛，听毛上方有盖膜，后者悬浮于内淋巴中（图9-9）。

各种途径传入内耳的声波，均可通过内、外淋巴的振动引起基底膜振动，造成盖膜与基底膜发生交错移行运动，毛细胞听毛随之弯曲变形，机械能转换为神经信号。这一信号与毛细胞在静息情况下的膜电位相比，具有交流电性质，其频率和幅度同传来的声波完全相同，称为**微音器电位**。该电位无不应期，可经总和至阈电位水平，从而引起与之相连的蜗神经纤维产生动作电位，上传至听觉中枢即可形成听觉。

（二）耳蜗对声音的初步分析

行波理论表明，基底膜振动总是从蜗底向蜗顶推进，其行波远近距离和最大振幅出现部位随声波的频率不同而不同，声波的频率越低，最大振幅出现的部位距蜗底越远；反之，则越近。显然,与不同区域相关的毛细胞和听神经纤维在对应的行波范围和最大振幅区就能获得最大刺激,产生的冲动传至听觉中枢不同部位即可引起不同音调感觉。简言之,不同音调对应基底膜最大振幅的不同部位是形成耳蜗辨别分析不同频率声波的基础。

第四节　前庭器官

人体维持正常姿势和躯体稳定性,是实现各种活动必不可少的重要前提。前庭器官则是保障这一前提的重要因素,它由内耳中的椭圆囊、球囊及 3 个半规管组成(图 9-10)。

一、椭圆囊、球囊的功能

椭圆囊和球囊是前庭内中空的小囊,其中椭圆囊接半规管,球囊通蜗管。在两者的内壁上都有与之垂直的椭圆囊斑和球囊斑,囊斑内有毛细胞。毛细胞的纤毛埋于耳石膜(内含耳石)内,可随人体直线变速运动时发生位移,从而导致兴奋毛细胞。椭圆囊斑和球囊斑能感受直线变速运动和头部空间位置,同时通过姿势反射引起躯干和四肢的肌张力改变,保证躯体平衡。

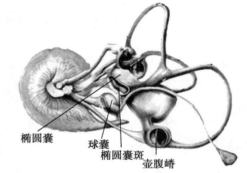

图 9-10　椭圆囊、球囊、壶腹嵴的结构

二、半规管的功能

内耳的 3 个互为垂直关系的半规管,构成三维立体空间,感受立体位置变化,其骨壶腹内的膜壶腹壁上有壶腹嵴,后者表面同样覆有毛细胞。毛细胞的纤毛伸入壶腹帽中。当机体做旋转变速运动时,半规管中的内淋巴移位,壶腹帽倾斜,毛细胞受刺激,引起对应感觉,同时也形成姿势反射,维持身体平衡。

三、前庭反应

前庭器官的传入冲动除引起运动觉、位置觉、姿势调节反射、眼球震颤外,还引起自主神经功能相应改变,称为**前庭反应**。

(1)姿势反射　机体进行各种运动时,可反射性出现相关部位肌肉紧张度调节,从而有效拮抗刺激引起的位置改变而保证平衡。

(2)内脏反射　多见于前庭器官受过多过强刺激或前庭功能过敏时,出现恶心、呕吐、眩晕、心率增快、皮肤苍白等表现,严重者出现晕车、晕船等表现。

(3)眼震颤　主要由半规管受刺激引起,表现为旋转运动时,反射性眼球的特殊运动。如躯体水平向左旋转所引起的眼球先右移(慢动相)、后左移(快动相)的交替现象。常用于判断前庭功能是否正常。

(袁　龙)

第十章
神经系统

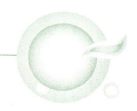

神经系统包括中枢神经系统和周围神经系统两部分。中枢神经系统通过周围神经系统与人体其他各个器官、系统发生极其广泛复杂的联系。中枢神经系统在维持机体内环境稳态,保持机体完整统一及其与外环境的协调平衡中起着主导作用。本章着重介绍中枢神经系统的生理功能。在社会发展中,人类中枢神经系统的大脑皮质得到了高度发展和不断完善,产生了语言、思维、学习、记忆等高级功能活动,使人类不仅增强了适应环境变化的能力,而且还能认识和主动改造环境。

第一节　反射活动的一般规律

在神经调节中,神经元与神经元之间的信息联系十分频繁,联系的方式也很复杂,其中最重要的联系方式就是突触联系。

一、突触与突触传递

（一）突触的类型与结构

1.突触的概念与类型

突触是指神经元与神经元之间相接触并传递信息的特殊结构。根据突触形成的部位不同,经典的突触一般分为**轴—体突触、轴—树突触和轴—轴突触**三类(图 10-1)。按突触传递产生的效应不同,可将突触分为**兴奋性突触和抑制性突触**两类。

2.突触的基本结构

经典的突触由突触前膜、突触间隙与突触后膜三部分构成(图10-2)。**突触前膜**是突触前神经元突触小体的膜;**突触后膜**是与突触前膜相对应的突触后神经元胞体或突起的膜;两者之间没有原生质相连,而是存在间距20~40 nm的间隙,称为**突触间隙**。突触前膜与突触后膜较一般的神经元膜稍厚,约7.5 nm。在突触小体的轴浆内含有较多的线粒体和大量囊泡(亦称**突触小泡**)。囊泡直径为20~80 nm,内含高浓度的神经递质。不同神经元所含的递质不同。

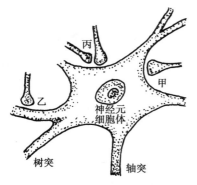

图 10-1 突触的类型

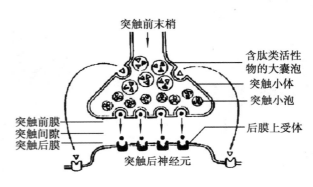

图 10-2 突触的结构

（二）突触传递过程

突触传递是指突触前神经元的信息传递到突触后神经元的过程。当神经冲动到达轴突末梢时，突触前膜发生去极化，引起突触后膜上电压门控式 Ca^{2+} 通道开放，细胞外液中的 Ca^{2+} 进入突触小体，使小体内 Ca^{2+} 浓度升高，可降低突触小体内轴浆黏度，有利于小泡的位移。由于突触小泡向前移动，与突触前膜接触，继而发生融合和胞吐，导致神经递质释放到突触间隙。此后，递质通过突触间隙扩散，作用于突触后膜上的特异性受体，引起突触后膜上某些离子通道开放，导致突触后膜发生去极化或超极化的电位变化，即产生**突触后电位**。

（1）兴奋性突触后电位（EPSP） 当神经冲动传至突触前膜时，突触前膜释放兴奋性递质，该递质作用于突触后膜受体，提高了突触后膜对 Na^+、K^+，特别是 Na^+ 的通透性，Na^+ 跨突触后膜内流，从而使突触后膜发生去极化，这种电位变化称为**兴奋性突触后电位**（图 10-3）。这是一种局部电位，可以总和，兴奋性突触后电位总和幅度增加达突触后神经元的阈电位水平，则可触发突触后神经元的动作电位。

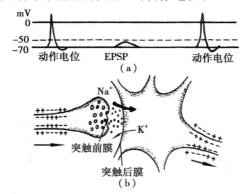

图 10-3 兴奋性突触后电位的产生机制

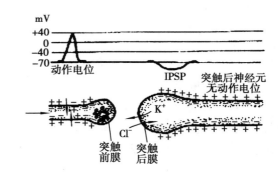

图 10-4 抑制性突触后电位的产生机制

（2）抑制性突触后电位（IPSP） 当神经冲动抵达突触前膜时，突触前膜释放抑制性递质，该递质作用于突触后膜受体，提高了突触后膜对 Cl^- 和 K^+ 的通透性，主要是 Cl^- 的通透性，Cl^- 跨突触后膜内流使突触后膜产生超极化，这种电位变化称为**抑制性突触后电位**（图10-4）。突触后膜的超极化，使突触后神经元呈现抑制效应。

（三）神经递质

由突触前神经元轴突末梢释放的传递信息的化学物质,称为**神经递质**。根据其存在的部位可分为中枢递质和外周递质。

（1）中枢递质　在中枢神经系统内,参与信息传递的化学物质称**中枢递质**,主要有乙酰胆碱、单胺类(包括多巴胺、去甲肾上腺素、5-羟色胺等)和氨基酸类(包括谷氨酸)三类。此外,还有脑啡肽、P 物质等。中枢递质中传递兴奋性信息的递质,称兴奋性递质,如乙酰胆碱、谷氨酸等;传递抑制性信息的递质,称抑制性递质,如 γ-氨基丁酸、甘氨酸等。

（2）外周递质　由传出神经元末梢释放,参与信息传递的化学物质称**外周递质**,主要有乙酰胆碱和去甲基肾上腺素两类。此外,还有嘌呤类或肽类。

二、神经—肌肉接头与接头传递

（一）神经—肌肉接头的结构

如图 10-5 所示,运动神经接近骨骼肌细胞时失去髓鞘,末梢膨大。在神经末梢中含有许多囊泡,称为**接头小泡**,小泡内含有高浓度的乙酰胆碱。神经—骨骼肌接头由接头前膜、接头后膜和接头间隙三部分组成。**接头前膜**是运动神经末梢嵌入肌细胞膜的部位,因此,接头前膜就是神经轴突的细胞膜。**接头后膜**,又称运动终板或终板膜,是与接头前膜相对应的肌细胞膜。它较一般的肌细胞膜厚,并有规则地向细胞内凹陷,形成许多皱褶,这样可以扩大它与接头前膜的接触面积,有利于兴奋的传递。在接头后膜上有与乙酰胆碱特异结合的 N 型胆碱能受体。接头前膜与接头后膜并没有原生质的联系,它们之间有一个充满细胞外液的间隙,即**接头间隙**。

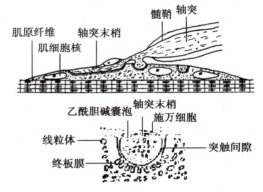

图 10-5　神经肌肉接头处的结构

（二）神经—肌肉接头传递的过程

如图 10-5 所示,当神经冲动沿运动神经到达轴突末梢时,接头前膜上电压门控式 Ca^{2+} 通道开放,细胞外液中的 Ca^{2+} 顺电—化学梯度进入接头小体,引起轴浆中的囊泡向接头前膜方向移动,囊泡膜与接头前膜融合进而破裂,以出胞的方式使储存在囊泡中的 ACh 释放到接头间隙。此后,ACh 通过接头间隙扩散,作用于接头后膜上的 N 型胆碱能受体,使通道开放,提高了接头后膜对 Na^+、K^+,特别是 Na^+ 的通透性,Na^+ 跨接头后膜内流,从而使接头后膜发生去极化,称为**终板电位**。这是一种局部电位,可以总和。一次终板电位一般都大于相邻肌膜阈电位的 3~4 倍,所以它很容易引起邻近肌膜去极化达到阈电位,使肌膜上的电压门控式 Ca^{2+} 通道大量开放而爆发动作电位。动作电位通过局部电流传遍整个肌膜,也就引起了骨骼肌细胞的兴奋。

从以上过程看,接头传递与突触传递过程相似,都是电—化学—电的传递过程。

三、反射中枢的活动

神经调节的基本方式是反射。中枢神经系统是反射中枢所在之处，这里着重讨论中枢神经元的联系方式和中枢抑制的方式。

（一）中枢神经元的联系方式

在神经中枢内，神经元之间基本的联系方式有单线式、分散式、会聚式和环路式等几种（图10-6）。

（1）单线式　一个突触前神经元只和一个突触后神经元发生联系，如视网膜中央凹部分的双极细胞与神经节细胞的联系。这种联系方式能精确地传递信息。

（2）分散式　一个神经元通过其轴突末梢的分支可与多个神经元建立突触联系，从而把信息传给许多神经元。例如多数传入神经纤维进入中枢神经系统后，与其他许多神经元发生突触联系。这种联系方式使神经兴奋和抑制过程得以向邻近扩散开去。

（3）会聚式　多个神经元的轴突末梢与少数神经元发生突触联系，如多数神经系统的传出通路。这种联系方式可使许多神经元的兴奋和抑制活动聚合到一个神经元上发生总和，使效应得到加强或减弱。

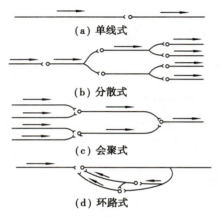

图 10-6　中枢神经元的连接方式

（4）环路式　一个神经元的轴突侧支通过与多个中间神经元联系再返回到原来的神经元。若环路内中间神经元是兴奋性神经元，则通过环路式联系使兴奋效应得到增强和时间上的延伸，即产生正反馈效应，此种现象称为**后放**；若环路内中间神经元是抑制性神经元，则通过环路式联系使得兴奋效应及时终止，即产生负反馈。

（二）中枢兴奋传递的特征

在神经中枢内兴奋的传递必须经过突触，且有如下特点：

（1）单向传递　兴奋只能由传入神经元传向中间神经元，再传给传出神经元。这是由突触的结构和功能特点所决定的。

（2）中枢延搁　兴奋通过突触传递时，需要经历递质的释放、扩散、与突触后膜受体的结合、产生突触后电位等一系列过程，相对于兴奋在神经纤维上的扩布来说，耗时较长，因而称为**中枢延搁**。兴奋通过突触的数目越多，延搁的时间就越长。

（3）总和　对同时传入冲动的叠加为同时性叠加，称为**空间总和**；对相继传入冲动的叠加为先后叠加，称为**时间总和**。突触后神经元的活动则决定于这些突触后电位总和的结果。

（4）兴奋节律的改变　在反射活动中，传入神经和传出神经的冲动频率并不一致。说明兴奋通过神经中枢后，其兴奋节律发生了改变。这是因为传出神经的兴奋节律，既受自身功能状态和传入神经冲动频率的影响，又与反射中枢内中间神经元的功能和联系形式有关。

（5）对内环境变化的敏感性和易疲劳性　在反射活动中，突触最易受内环境变化的影响，

缺 O_2、CO_2 过多、酸性代谢产物蓄积等均可使突触传递发生障碍。同时,突触也是反射弧中最易疲劳的环节。这可能与突触长时间传递兴奋后,递质和合成递质所需的原料减少以及能量耗竭等有关。

(三)中枢抑制

中枢抑制可以发生在突触后膜,也可以发生在突触前膜,分别称为突触后抑制和突触前抑制。

(1)突触后抑制 **突触后抑制**是由抑制性中间神经元活动所引起的一种抑制。突触后膜发生超级化,产生 IPSP,从而抑制突触后神经元的活动。即当抑制性中间神经元兴奋时,其末梢释放的抑制性递质使突触后膜出现超极化,从而引起突触后神经元抑制。这种抑制在中枢神经内普遍存在,如支配拮抗肌中枢之间的交互抑制就属突触后抑制。当引起屈肌反射的刺激沿传入神经传入的冲动使屈肌中枢兴奋时,同时经侧支兴奋抑制性中间神经元,使与屈肌相拮抗的伸肌中枢产生抑制,导致屈肌收缩而伸肌松弛,完成屈肌反射(图 10-7)。

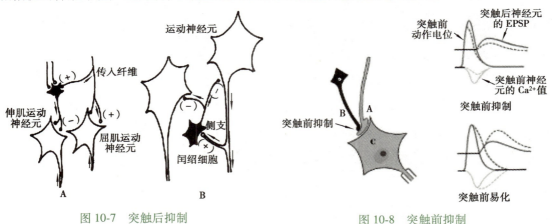

图 10-7　突触后抑制　　　　　　　图 10-8　突触前抑制

(2)突触前抑制 **突触前抑制**是发生在突触前膜上的去极化抑制,通过轴突—轴突型突触的活动实现。由于兴奋性神经元的突触前膜,在另一个神经元轴突末梢的影响下,即通过轴突—轴突型突触的活动,发生了去极化,使随之传来的动作电位幅值减小,释放兴奋性递质减少,突触后膜的 EPSP 亦减小,突触后神经元不易甚至不能发生兴奋,因而呈现抑制性效应(图 10-8)。突触前抑制广泛存在于中枢神经内,尤其多见于感觉传入途径中,对外周传入信息的控制有重要作用。

第二节　神经系统的感觉功能

感觉是客观事物在人脑中的反映。各种刺激,如声、光、机械或化学变化等作用于相应的感受器,使各种能量转变为神经冲动,然后经感觉传导通路传至大脑皮质感觉中枢,经中枢神经系统的分析与综合,产生各种各样的感觉。

一、脊髓与脑干的传导功能

在感觉传导功能中,脊髓主要起传导作用。由脊髓上传到大脑皮质的感觉传导路径,分为浅感觉传导路径和深感觉传导路径。前者经脊髓丘脑侧束和脊髓丘脑前束上行到达丘脑,传导痛觉、温度觉和轻触觉;后者经内侧丘系到丘脑,传导肌肉本体感觉和深部压觉。皮肤触觉中的辨别觉传导路径和深感觉传导路径一致。

浅感觉传导路径是感觉传入纤维进入脊髓后,在同侧后角换元,即交叉至对侧上行;深感觉传导路径是感觉传入纤维进入脊髓后,在同侧上行至延髓换元,再交叉至对侧继续上行。由于前者是先交叉后上行,后者是先上行后交叉,因此,在脊髓半离断的情况下,浅感觉的障碍发生在离断的对侧;深感觉(包括辨别觉)的障碍则发生在离断的同侧。

二、丘脑及感觉投射系统

丘脑是由大量神经元组成的灰质块,各种感觉传导径(除嗅觉)都要在此处换神经元,然后再向大脑皮质投射。因此,它是躯体感觉传导的总换元站,同时也对感觉信号进行粗略的分析与综合。根据我国生理学家张香桐的意见,将丘脑的核团大致划分为感觉接替核、联络核、髓板内核群3类(图10-9)。它们发出的纤维,投射到大脑皮质的不同区域,发挥不同的功能(图10-10)。

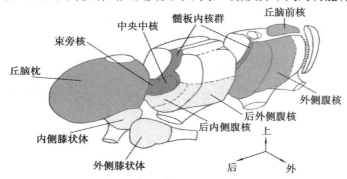

图 10-9 丘脑主要核团示意图

(一)特异性投射系统及其作用

一般经典的感觉传递,如皮肤浅感觉、深感觉、听觉、视觉、味觉(嗅觉除外)的传导束和神经元,经脊髓或脑干,上升到丘脑感觉接替核,换神经元后,投射到大脑皮质的特定感觉区。每一种感觉的投射路径都是专一的,具有点对点的投射关系,称为**特异性投射系统**。其主要功能是引起特定的感觉,并激发大脑皮质发出神经冲动。

(二)非特异性投射系统及其作用

非特异性投射系统是指通过髓板内核群换元接替转而弥散地投射到大脑皮质各区的投射系统。感觉信号经该系统的上行通路是:上述经典感觉传导路

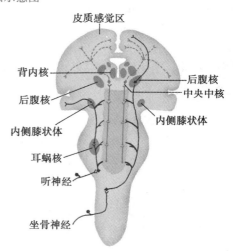

图 10-10 感觉投射系统示意图

径的第二级感觉纤维经过脑干时，发出许多侧支，与脑干网状结构内的神经元发生突触联系，经多次换元，抵达丘脑的髓板内核群，再由此发出神经纤维弥散地投射到大脑皮质的广泛区域。特异感觉信号通过此途径便失去原有的特异性，而且这种投射不具有点对点的关系。该系统是各种不同感觉信号的共同上行通路，其主要功能是维持和改变大脑皮质的兴奋状态。

三、大脑皮质的感觉分析功能

（一）体表感觉区

第一感觉区，是躯体感觉的主要代表区，位于中央后回。其投射有如下特点：①交叉性。身体左侧的感觉投射到右侧皮质，身体右侧的感觉投射到左侧皮质，但头面部感觉的投射为双侧性；②倒置安排。下肢代表区在中央后回顶部，上肢代表区在中间部，头面部代表区在底部。但头面部代表区内部的安排是正立的；③区域的大小与感觉的敏感程度有关（图10-11）。

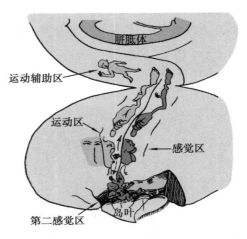

图10-11　人大脑皮质感觉运动区示意图

中央前回与岛叶之间还有第二体表感觉区。其感觉投射为双侧性，而且是正立的，定位不明确，感觉性质亦不清晰。

（二）视觉和听觉区

视觉投射区位于枕叶皮质内侧面距状裂上、下两缘；听觉投射区在颞叶皮质的颞横回和颞上回。

（三）嗅觉和味觉区

嗅觉投射到边缘叶的前底部，味觉投射到中央后回头面部感觉区的下侧。

（四）本体感觉和内脏感觉

肌肉及关节的运动觉、位置觉称为**本体感觉**，其代表区主要在中央前回。内脏感觉代表区主要位于第二体感区及边缘叶。

四、痛觉

痛觉是由于伤害性刺激作用于机体所产生的一种复杂感觉，常伴有不愉快的情绪活动和防御反应。疼痛常是许多疾病的一种症状，故认识疼痛的产生及其规律具有重要意义。

（一）痛觉感受器

痛觉感受器是广泛存在于组织中的游离神经末梢，引起痛觉的适宜刺激是伤害性刺激，任何一种刺激达到一定的强度都可以成为伤害性刺激。同时，它又是一种化学感受器，已证实的致痛物质有缓激肽、5-HT、组胺、前列腺素、K^+和H^+等。

（二）皮肤痛觉

当伤害性刺激作用于皮肤时，首先出现一种短暂、尖锐的"刺痛"，称为**快痛**；随后出现定位不清楚、较持久的"烧灼痛",称为**慢痛**。常伴有情绪反应及心血管、呼吸变化。

（三）内脏痛觉与牵涉痛

内脏痛是指内脏受到刺激引起的疼痛,是临床上常见的症状。引起内脏痛的刺激主要是机械性牵拉、痉挛、缺血和炎症等,如心肌缺血、胆囊炎、输尿管平滑肌痉挛等都可引起疼痛。内脏痛发生缓慢,持续时间较长,定位不精确,对刺激的辨别力差,并伴有恶心、呕吐、出汗及血压变化等。

在内脏病变时,往往引起体表某一部位发生疼痛或痛觉过敏,称**牵涉痛**。牵涉痛定位明确,且可先于内脏痛出现。因此,临床上可根据牵涉痛出现的部位协助早期诊断内脏疾患。常见的如心肌缺血或梗死时,可出现心前区或左上臂尺侧疼痛;胆结石时可出现右肩胛疼痛;肾结石时可出现同侧腹股沟部位的疼痛;阑尾炎时,常感上腹部或脐区疼痛等。

第三节　神经系统对躯体运动的调节

人体各种姿势的维持和各种躯体运动是由骨骼肌的舒缩牵动骨与关节的运动实现的,而任何躯体运动都是在神经系统的控制下进行的。躯体运动最基本的反射中枢是脊髓,其前角运动神经元发出传出冲动,引起骨骼肌兴奋和收缩。

一、脊髓对躯体运动的调节

脊髓是躯体运动最基本的中枢部位。脊髓可完成最基本的躯体运动反射,即牵张反射,脊髓前角中有 α 和 γ 运动神经元,前者支配骨骼肌(梭外肌),后者支配梭内肌。

（一）牵张反射

牵张反射是指有神经支配的骨骼肌受外力牵拉而伸长时,反射性地引起该肌肉的收缩。

1.牵张反射的类型

（1）肌紧张　**肌紧张**是指缓慢持续地牵拉肌肉时发生的牵张反射,表现为受牵拉肌肉发生微弱持久的收缩,从而阻止肌肉拉长。它对保持躯体姿势有重要作用,是姿势反射和躯体运动的基础。肌紧张减弱或消失,提示反射的传入、传出通路或脊髓反射中枢的损伤;肌紧张增强则提示高位脑中枢发生病变。

（2）腱反射　**腱反射**是指快速牵拉肌腱时发生的牵张反射。腱反射是一种单突触反射,它在脊髓内常只涉及 1~2 个节段,反应范围只限于直接受牵拉的肌肉,故临床上常用作检查了解神经系统的功能情况(图 10-12)。

2.牵张反射的过程　**牵张反射**的感受器是肌梭内的螺旋感受器(图 10-13),肌肉受到牵拉时,螺旋感受器兴奋,冲动经肌梭传入纤维传入脊髓,与 α 运动神经元构成突触联系,α 神经元兴奋,使其所支配的骨骼肌收缩,实现牵张反射。此反射的特点是感受器与效应器在同一块肌肉中。

脊髓前角 γ 运动神经元支配肌梭内的梭内肌。高位脑中枢的神经冲动不时传给 γ 运动

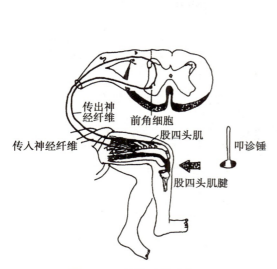

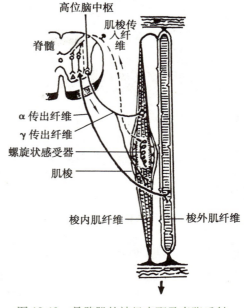

图 10-12　膝跳反射示意图　　　　　　图 10-13　骨骼肌的神经支配及牵张反射

神经元,使 γ 运动神经元经常发放冲动,引起梭内肌收缩,提高肌梭的敏感性,增加传入冲动,使肌紧张增强,这一反射途径称为**γ 环路**。

（二）脊休克

当动物的脊髓与高位脑中枢之间突然切断后,断面以下的脊髓反射功能暂时丧失,这种现象称为**脊休克**。脊休克产生的原因是离断面以下的脊髓突然失去高位脑中枢对脊髓的易化作用而表现为无反应状态。过一段时间后,暂时丧失的反射活动,如屈肌反射、腱反射又可逐渐恢复。脊休克后反射活动的恢复,并不是被切断的神经纤维接通,而是脊髓自身反射功能的表现。脊休克的产生和恢复,说明脊髓可以独立完成某些反射活动。

二、脑干对躯体运动的调节

脑干网状结构除有上行系统构成非特异性投射系统外,还有下行系统对肌紧张起加强或减弱的作用(图 10-14、图 10-15)。

（一）脑干网状结构易化区及其作用

脑干网状结构易化区范围较大,包括延髓网状结构背外侧部、脑桥的被盖、中脑的中央灰质以及延髓前庭核,小脑前叶两侧部。其主要作用是通过下行网状脊髓束,兴奋脊髓前角 γ 运动神经元,增强 γ 环路的作用,使传出冲动增加,肌梭的敏感性升高,从而加强肌紧张。

（二）脑干网状结构抑制区及其作用

脑干网状结构抑制区范围较小,位于延髓网状结构的腹内侧部,它通过下行的网状脊髓束抑制脊髓前角的 γ 运动神经元,减弱 γ 环路的活动,使肌梭的敏感性降低,从而降低肌紧张。此外,大脑皮质运动区、纹状体、小脑前叶蚓部等,能加强脑干网状结构抑制区的作用,抑制肌紧张。

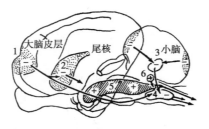

图 10-14 脑干网状结构易化区与
抑制区的结构

－表示抑制区:1—大脑皮质 2—尾状核
3—小脑 4—网状结构抑制区
＋表示易化区:5—网状结构易化区
6—延髓前庭核

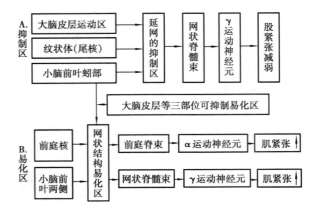

图 10-15 脑干网状结构易化区与
抑制区的作用过程示意图

（三）去大脑僵直

正常情况下,脑干下行易化系统和下行抑制系统保持协调平衡,易化区略占优势,从而维持一定的肌紧张。在动物实验中发现,如果在中脑上、下丘之间切断脑干,此时动物会出现四肢伸直、头尾昂起、脊柱挺硬等伸肌过度紧张的现象,称为**去大脑僵直**(图 10-16)。

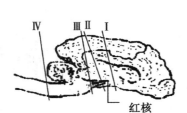

(a) 切断脑干的平面：Ⅰ和Ⅱ横切在红核前方不引起僵直；Ⅲ横切在红核后方引起僵直；Ⅳ横切在延髓水平僵直消失

图 10-16 猫去大脑僵直示意图

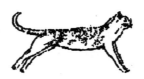

(b) 去大脑僵直猫

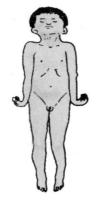

图 10-17 人去大脑僵直表现

去大脑僵直的发生是因为切断了大脑皮质、纹状体等部位与脑干网状结构的功能联系,使脑干网状结构易化区和抑制区的正常平衡被打破,抑制区活动明显减弱,而易化区活动相对地占了优势,以至于伸肌紧张明显加强,造成了僵直现象。临床上患者出现头后仰、上下肢僵硬伸直等类似动物去大脑僵直的现象,是脑干严重损伤的信号(图 10-17)。

三、小脑对躯体运动的调节

根据小脑传入、传出纤维的联系,可将小脑分为三个功能部分,即绒球小结叶(古小脑)、小脑蚓部(旧小脑)和小脑半球(新小脑)(图 10-18)。它们对于维持姿势、调节肌紧张和协调随意运动都有重要作用。

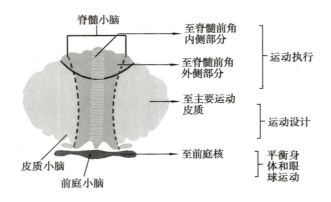

图 10-18　小脑功能分区示意图

（一）古小脑（前庭小脑）维持身体平衡

古小脑主要由绒球小结叶组成。它与身体的平衡功能有关。若此区受损,患者会出现平衡失调的征象,表现为身体倾斜、站立困难等。

（二）旧小脑（脊髓小脑）调节肌紧张

旧小脑由小脑蚓部和半球中间部构成。它们参与肌紧张的调节,包括易化作用和抑制作用。人类小脑受伤仅表现为肌紧张降低。抑制肌紧张主要是前叶蚓部的功能,加强肌紧张主要是前叶两侧部的功能。小脑前叶对肌紧张的加强作用占优势。故人类小脑损伤后,主要表现为乏紧张、乏肌力等肌紧张降低征象。

（三）新小脑（小脑半球）协调随意运动

新小脑是指小脑半球外侧部。它与大脑、丘脑、脑干等处的神经核有密切的纤维联系,并与大脑形成反馈环路。这种环路联系可使随意运动的力量、方向受到适当控制,动作稳定、准确。若新小脑受损,可能出现随意运动的力量、方向及准确度异常,行走摇晃,步履蹒跚,称为小脑性共济失调。

四、基底神经节对躯体运动的调节

基底神经节是大脑半球深部的神经核,为锥体外系的主要结构(图 10-19)。

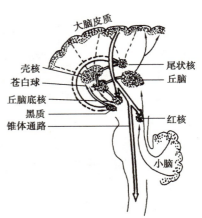

图 10-19　基底神经节神经联系示意图

基底神经节主要由尾状核、壳核和苍白球组成,统称纹状体。在人类,运动最高级中枢为大脑皮质,基底神经节为皮质下中枢。它的主要功能是控制肌紧张,调节和稳定随意运动。一般来说,基底核损伤表现为运动过少而肌紧张增强如**帕金森病**,以及运动过多而肌紧张降低如**舞蹈病**。帕金森病的主要症状有全身肌紧张增高、肌肉僵直、随意运动减少、动作缓慢、面部表情呆板、常出现静止性震颤(多见于手部)等。**舞蹈病**

患者主要表现为头部和上肢不自主的舞蹈样动作、肌张力降低。

五、大脑皮质对躯体运动的调节

大脑皮质是调节躯体运动的最高级中枢。其信息经下行通路最后抵达位于脊髓前角和脑干的运动神经元来控制躯体运动。

(一)大脑皮质的运动区

人类的大脑皮质运动区主要在中央前回及旁中央小叶前分,它对躯体运动的控制具有以下特征:①交叉性控制,即一侧皮质运动区支配对侧躯体的骨骼肌,但对头面部肌肉的支配多数是双侧性的;②功能定位精细,呈倒置安排,但头面部运动区的安排仍是正立的;③运动代表区的大小与运动的精细复杂程度成正相关(图10-11)。

除中央前回外,在皮质内侧面还有运动辅助区,它对躯体运动的支配是双侧性的。

(二)锥体系

锥体系是指由大脑皮质运动区发出,经内囊、延髓锥体下行到脊髓的管理对侧躯体运动的传导束,包括皮质脊髓束和皮质脑干束(图10-20)。通常将发自皮质运动区的神经元称为**上运动神经元**,将脊髓前角的运动神经元称为**下运动神经元**。锥体系的主要功能是传达大脑皮质运动区的指令,分别管理头面部、躯干和四肢的随意运动。

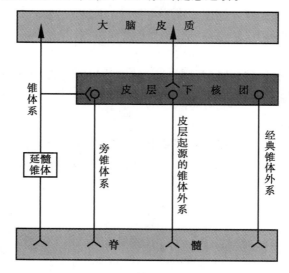

图 10-20 锥体系和锥体外系

(三)锥体外系

锥体系以外的运动皮质及各种不经过延髓锥体的下行传导通路,起协调躯体运动作用的下行系统,称为**锥体外系**。锥体外系的功能是调节肌紧张、维持身体姿势、协调肌群的随意活动。

大脑皮质运动信号下行通路长期以来被分为锥体系与锥体外系两大部分。但现在已认识到,锥体系与锥体外系在皮质的起源上相互重叠,在脑内的下行途径中彼此间亦存在着复杂的纤维联系,而且锥体系的下行纤维也并非全部通过延髓锥体,所以,从皮质到脑干之间的种种病理过程引起的运动障碍,往往难以区分究竟是锥体系还是锥体外系的功能受损。此外,按传统认识,锥体系的神经元一般分为上运动神经元和下运动神经元。上运动神经元损伤被认为就是皮质运动区或锥体束损伤,产生"中枢性瘫痪",表现为"硬瘫",出现范围广泛的随意运动麻痹、骨骼肌张力增加、腱反射亢进、巴宾斯基征阳性等"锥体束征"。现在已了解到,上述锥体束征实际上往往合并有锥体外系的损伤,出现硬瘫可能是姿势调节通路受损所致。至于下运动神经元损伤,即脊髓前角或运动神经损伤,引起肌肉麻痹的范围较为局限,骨骼肌张力降低,表现为弛缓性瘫痪,腱反射减弱或消失,肌肉因营养障碍而明显萎缩。

第四节　神经系统对内脏活动的调节

神经系统中调节内脏活动的部分是内脏运动神经,因其调节内脏活动时,在很大程度上不受意志控制,不具有随意性,故常被称为自主神经系统。实际上,自主神经系统的活动也受大脑皮质和皮质下各级中枢的调节,所谓"自主",是与明显受意识控制的躯体运动相对而言。

一、自主神经的主要功能及生理意义

(一)自主神经的结构特征

(1)交感神经　节前纤维起源于脊髓 T_2 至 L_3 节段的灰质侧角,随脊髓前根传出,多数在椎旁神经节组成的交感链换元,再发出节后纤维分布于体表和四肢的血管、汗腺等;少数节前纤维穿过交感链在椎前神经节才换元。全身的内脏器官、血管和汗腺等均受交感神经节后纤维支配。但有一个例外,支配肾上腺髓质的是交感神经节前纤维。多数交感神经节离效应器较远,故其节前纤维短,而节后纤维长。每一根交感节前纤维可以和许多节后神经元发生突触联系。因此,刺激交感神经节前纤维时,影响范围较为广泛,反应较弥散(图10-21)。

(2)副交感神经　节前纤维起源于脑干内第 Ⅲ、Ⅶ、Ⅸ、Ⅹ 对脑神经核和骶髓 2~4 节段内相当于侧角的部位。因为副交感神经节都在所支配器官壁内或近旁,故节前纤维长而节后纤维短。一根副交感神经的节前纤维只与少数几个节后神经元形成突触联系,因此,副交感神经影响的范围较为局限。

(二)自主神经的主要功能

自主神经通过控制心肌、平滑肌和腺体的活动来调节机体的循环、呼吸、消化、代谢、排泄、内分泌和生殖等多方面的功能,以维持内环境相对稳定(表10-1)。

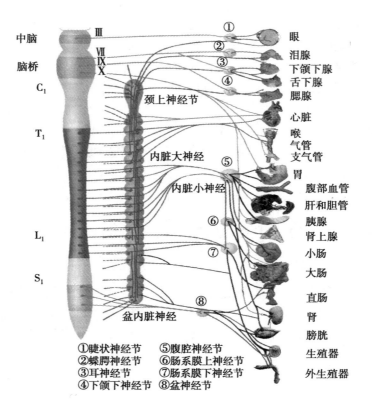

中脑
脑桥
C₁
T₁
L₁
S₁

Ⅲ
Ⅶ
Ⅸ
Ⅹ

① 眼
② 泪腺
③ 下颌下腺
④ 舌下腺
腮腺
心脏
喉
气管
支气管
⑤ 胃
腹部血管
肝和胆管
胰腺
肾上腺
⑥ 小肠
大肠
⑦ 直肠
肾
⑧ 膀胱
生殖器
外生殖器

颈上神经节
内脏大神经
内脏小神经
盆内脏神经

①睫状神经节　⑤腹腔神经节
②蝶腭神经节　⑥肠系膜上神经节
③耳神经节　　⑦肠系膜下神经节
④下颌下神经节　⑧盆神经节

图 10-21　人体自主神经分布示意图

表 10-1　自主神经的主要功能

器　官	交感神经	副交感神经
循环器官	心跳加快加强 腹腔内脏血管、皮肤血管均收缩,脾脏收缩,冠状动脉、肌肉血管舒张	心跳减慢,心房肌收缩减弱部分血管(如软脑膜动脉和外生殖器的血管等)舒张
呼吸器官	支气管平滑肌舒张	支气管平滑肌收缩,促进黏膜腺分泌
消化器官	分泌黏稠唾液,抑制胃肠道运动和胆囊活动,促进括约肌收缩,抑制消化腺分泌	分泌稀薄唾液,促进胃液、胰液分泌,促进胃肠运动和胆囊收缩,使括约肌舒张
泌尿生殖器官	逼尿肌舒张,括约肌收缩。促进子宫收缩(妊娠子宫)或舒张(未孕子宫)	逼尿肌收缩,括约肌舒张
眼	瞳孔开大,肌收缩,瞳孔扩大	瞳孔括约肌收缩,瞳孔缩小
皮肤	竖毛肌收缩,汗腺分泌	
代谢	促进糖原分解、脂肪动员、肾上腺髓质分泌	促进胰岛素分泌

(三)自主神经的生理意义

1.交感神经系统在应急反应中的作用

交感神经兴奋时,常伴有肾上腺髓质分泌增加,两者构成一个功能活动系统,称**交感—肾上腺髓质系统**。当机体的内、外环境发生急剧变化,如在剧烈运动、寒冷、大失血、精神紧张、恐惧等情况下,交感神经系统的活动明显加强,同时肾上腺髓质分泌也增加,从而促进循环、呼吸和分解代谢等多方面功能,称**应急反应**。这一反应包括心率加快,心收缩力加强,心输出量增多,动脉血压升高;内脏血管收缩,骨骼肌血管舒张,血液重新分配;支气管舒张;肝糖原分解加快,血糖浓度升高;瞳孔扩大等。通过应急反应,交感神经系统兴奋便可动员体内许多器官的潜在力量,提高对急剧变化环境的适应能力。实验证明,动物切除双侧交感链后,尽管在平静的环境中还能生存,但适应环境急剧变化的能力大大降低。

2.副交感神经系统的作用

副交感神经系统兴奋时,引起的活动范围较小,在机体安静时活动占优势,常伴有胰岛素分泌增多,两者组成**迷走—胰岛素系统**。这一系统的作用是使循环、呼吸活动减弱,以减少能量消耗;瞳孔缩小,以避免强光损害;消化活动明显增强,以增加营养物质的消化和吸收;胰岛素分泌增多,以加强肝糖原合成和促进血糖利用;盆神经的兴奋及其正反馈过程在排泄活动中起着关键的作用。这样,副交感神经系统就起着促进消化吸收、储备能量、利于排泄、修复和保护机体、生殖和繁衍后代的作用。

二、自主神经的递质和受体

(一)外周递质及神经纤维分类

自主神经末梢的外周递质主要有乙酰胆碱和去甲肾上腺素,释放不同递质的纤维也相应分为胆碱能纤维和肾上腺素能纤维两类(图10-22)。

(1)乙酰胆碱(ACh) 凡释放 ACh 作为递质的神经纤维,称**胆碱能纤维**。它包括交感神经节前纤维,副交感神经节前纤维和节后纤维,部分交感神经节后纤维(支配汗腺的交感神经和骨骼肌的交感舒血管纤维),以及躯体运动神经。

(2)去甲肾上腺素(NA) 凡释放 NA 作为递质的神经纤维称**肾上腺素能纤维**。它包括大部分交感神经节后纤维(除交感胆碱能纤维外)。

近10多年来的研究发现,自主神经还有肽能纤维。能释放肽类化合物的神经纤维称**肽能神经纤维**,如血管活性肠肽、促胃液素和生长抑素等。其作用主要是抑制胃肠运动。

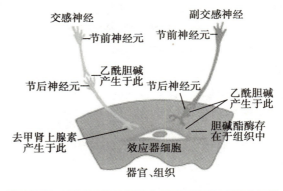

图 10-22　外周神经纤维的分类及释放的递质示意图

（二）自主神经递质的受体分类

自主神经节细胞与效应器细胞膜上都存在与递质相应的受体，主要有胆碱受体和肾上腺素受体。前者能与乙酰胆碱结合，后者能与去甲肾上腺素或肾上腺素结合。可以兴奋受体的物质称为**受体激动剂**，抑制受体的药物称为**受体阻断剂**。

（1）**胆碱受体**　能与乙酰胆碱结合并发挥生理效应的受体，称为**胆碱受体**。按其分布与效应不同分为 M 型受体和 N 型受体两类。

①M 型受体　此类受体能与 ACh 结合，毒蕈碱能模拟 ACh 作用，产生相似的效应（**毒蕈碱样作用或 M 样作用**），故称**毒蕈碱性受体**，简称 **M 型受体**。它广泛分布于副交感神经节后纤维和交感胆碱能节后纤维所支配的效应器细胞膜上。M 样作用表现为一系列副交感神经兴奋的效应，如心率变慢、支气管平滑肌、胃肠平滑肌、膀胱逼尿肌和瞳孔括约肌收缩，以及消化腺分泌增加等。**阿托品**是 M 型受体阻断剂，它能阻断 ACh 所引起的副交感神经兴奋的效应，是临床上常用的胃肠解痉和扩瞳药物。临床上用阿托品还可出现唾液分泌减少而觉口干、汗腺分泌减少、心率加快等体征。

②N 型受体　此类受体能与 ACh 结合，烟碱能模拟 ACh 作用，产生相似的效应（**烟碱样作用或 N 样作用**），故称**烟碱性受体**，简称 **N 型受体**。N 型受体又分为两个亚型：N_1 受体，分布在自主神经节的突触后膜上；N_2 受体，分布在骨骼肌的终板膜上。N 样作用表现为自主神经节后神经元和骨骼肌的兴奋。**筒箭毒**能同时阻断 N_1 和 N_2 受体，从而阻断 N 样作用。

（2）**肾上腺素受体**　肾上腺素能纤维支配的效应器细胞膜上分布有**肾上腺素受体**。根据作用不同分为 **α 受体**与 **β 受体**。去甲肾上腺素与 α 受体结合后，以兴奋效应为主，如扩瞳肌收缩、大部分血管收缩、消化道括约肌收缩等。但也有例外，如在小肠平滑肌却表现为抑制。去甲肾上腺素与 β 受体结合后，以抑制效应为主，如支气管平滑肌舒张、胃平滑肌舒张、膀胱逼尿肌舒张等。也有例外，如心脏则可使其兴奋，出现心脏活动加强、加快，这与 β 受体又可分为 β_1 和 β_2 受体有关，心脏为 β_1 受体，其他器官为 β_2 受体。

肾上腺素受体不仅能与神经递质去甲肾上腺素结合，而且可以与血液中的肾上腺素和去甲肾上腺素结合，引起相同的生理效应。肾上腺素对 α、β 受体都有较强的激动作用；去甲肾上腺素对 α 受体作用较强，对 β 受体作用较弱。某些药物，如酚妥拉明是 α 受体阻断剂，可以消除去甲肾上腺素、肾上腺素的升压效应；普萘洛尔是 β 受体阻断剂，临床可用以缓解因交感神经过度兴奋而导致的心动过速。

三、内脏活动的中枢调节

（一）脊髓

脊髓是初级中枢，对内脏活动有一定调节能力。通过脊髓可以完成血管张力反射、发汗反射、排尿反射及勃起反射等，但不能很好地适应机体的需要。

（二）脑干

在脑干网状结构中，有许多重要的自主神经中枢：延髓网状结构有心血管活动中枢、呼吸中枢以及与消化功能有关的中枢，若损伤延髓则可立即致死，故延髓有"**基本生命中枢**"之称；

脑桥有呼吸调整中枢;中脑有瞳孔对光反射中枢等。

(三)下丘脑

下丘脑的结构复杂,内有许多参与调节内脏活动的神经核团,而且下丘脑与大脑皮质、皮质下中枢、丘脑和脑干网状结构均有密切的神经联系,共同调节着内脏活动。下丘脑的调节功能涉及体温恒定、水平衡、摄食行为以及情绪反应等许多方面。下丘脑还通过垂体—门脉系统和下丘脑—垂体束来控制垂体的分泌。

(四)大脑皮质

大脑皮质与内脏活动关系密切的皮质结构,是边缘系统和新皮质的某些区域。边缘系统包括边缘叶及与其有密切关系的皮质和皮质下结构。**边缘系统**是调节内脏活动的重要中枢,它可调节呼吸、胃肠、瞳孔、膀胱等的活动,还与情绪、食欲、性欲、生殖、防御等都有密切关系,故边缘系统有内脏脑之称。边缘系统与学习和记忆功能也有关。动物实验与临床观察证明,海马、穹隆、乳头体以及丘脑束等与近期记忆能力有关,如这些部位受损会导致近期记忆能力减退(图10-23)。

新皮质中的某些区域也与内脏活动密切相关。例如,用电流刺激皮质运动区及其周围区域,除产生不同部位的躯

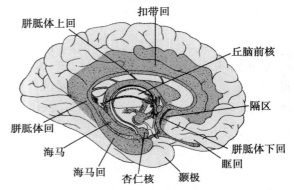

图 10-23 人大脑边缘系统结构示意图

体运动以外,还可分别引起血管舒缩、汗腺分泌、呼吸运动、直肠和膀胱活动等的改变。这些结果表明,新皮质与内脏活动有关系,而且区域分布和躯体运动代表区的分布有一致的地方。

近年来,随着医学模式由生物医学模式向生物—心理—社会医学模式的转变,人们越来越重视社会心理因素对人体功能的影响。大量的研究表明,社会心理因素的刺激主要通过神经系统、内分泌系统和免疫系统来影响各器官的功能。其中神经系统起主导作用,大脑皮质是社会心理因素影响人体健康的门户。

人在与所处的社会环境发生联系时,各种心理活动与生理活动是可以互相作用的。其中社会心理性的紧张刺激,特别是突然性的超强刺激和持久性的消极情绪很容易引起疾病的发生。这些劣性的紧张刺激作用于大脑皮质以后,首先使下丘脑兴奋,肾上腺髓质释放大量肾上腺素和去甲肾上腺素,引起心血管、呼吸、消化等活动的变化。另一方面,下丘脑还通过垂体使抗利尿激素、糖皮质激素、盐皮质激素等释放增加,引起机体更多器官和系统的功能发生变化。人体若经常处于这种紧张状态,就会使某一器官、某一系统,甚至整个机体出现功能紊乱。在临床上可看到,由于人长期处于紧张、愤怒、忧虑、烦闷等不正常的情绪中,造成自主神经功能紊乱,导致与情绪有关的疾病,如冠心病、高血压、支气管哮喘、消化性溃疡等疾病的发生。因此,紧张刺激引起的心身紊乱是心理和躯体患病的前奏,如能及早消除病源,进行矫正治疗,就有利于恢复健康;若任其发展下去,将可能使病势加重。

第五节 脑的高级功能

人类的大脑皮质高度发达,是机体各种生理功能的最高调节中枢。它除具有感觉和对躯体、内脏活动的调节功能外,还有更为复杂的整合功能,如觉醒与睡眠、学习与记忆以及意识、思维、语言等功能,称高级神经活动。

一、条件反射

(一)条件反射的形成

由巴甫洛夫首先创立的,关于条件反射形成的经典实验以狗为研究对象。经典实验的过程是给狗喂食物会引起其唾液分泌,这是非条件反射,凡是引起非条件反射的刺激,称为非条件刺激;此时给狗以铃声刺激,不会引起唾液分泌;在给狗喂食物以前先给铃声,随即给予食物,经过多次结合后,只要以铃声刺激,就能引起唾液分泌。

在铃声刺激与喂食结合以前,铃声与食物无关,称为**无关刺激**;经过多次结合以后,铃声变为食物的信号,从无关刺激变为条件刺激。由铃声(条件刺激)引起的唾液分泌反射即**条件反射**。无关刺激与非条件刺激在时间上的结合称为强化,它是形成条件反射的基本条件。任何无关刺激,只要与非条件刺激多次结合应用,都可以形成条件反射。

(二)条件反射的意义

通过条件反射的建立,可对数量无限的各种环境变化的刺激产生精确而完善的、具有高度适应意义的反应,从而大大增强机体活动的预见性、灵活性、精确性,使机体对环境具有更加广阔和完善的适应能力。

(三)条件反射的形成机制

条件反射的形成机制尚不完全清楚,可能是传入的非条件刺激与条件刺激的信息,在各级中枢之间建立了暂时联系。在人类和高等动物,这种暂时联系必须通过大脑皮质才能建立起来(图10-24)。

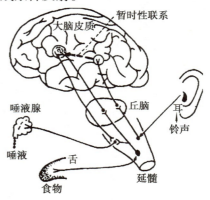

图 10-24 条件反射形成示意图

二、人类大脑皮质活动的特征

条件反射都是由刺激信号引起的。信号的数量、种类非常多,但大体上分为两类:一类是现实的具体信号,如灯光、铃声、食物的形状和气味等,它们都是以信号本身的理化性质来发挥刺激作用的,这类信号称为**第一信号**。另一类是抽象信号,即语言和文字,它们是以信号所代表的含义来发挥刺激作用的。例如,"灯光"这个词语,并不是指某个具体的灯发出的光,而是概括了世界上一切灯发出的光,是这一具体事物的抽象和概括,因此是具体信号的信号,故称为**第二信号**。巴甫洛夫认为,能对第一信号发生反应的大脑皮质功能系统,称为**第一信号**

系统,是人类和动物所共有的;而能对第二信号发生反应的大脑皮质功能系统,称为**第二信号系统**,是人类所特有的,也是人类区别于动物的主要特征。

第二信号系统是在第一信号系统活动的基础上建立的,是个体在后天发育过程中逐渐形成的。人类由于有了第二信号系统活动,就能借助语言和文字来表达思维,并通过抽象思维进行推理,从而大大扩展了认识的能力和范围,发现和掌握事物的规律,以便认识世界和改造世界。从医学角度来看,由于第二信号系统对人体心理和生理活动都能产生重要影响,所以作为医务工作者,不仅要注意自然环境因素对患者的影响,还应注意语言、文字对患者的作用。临床实践表明,语言运用恰当,可以收到治疗疾病的效果;而运用不当,则可能成为致病因素甚至使病情恶化,给患者带来不良后果。

三、学习和记忆

学习和记忆是两个有着密切联系的神经活动过程。**学习**是指人或动物接受外界信息获得新的行为习惯的神经活动过程。**记忆**则是将学习中获得的信息在脑内储存和"读出"的神经活动过程。

(一)学习的分类

学习的分类方法有多种,按学习的形式通常分为非联合型学习和联合型学习两大类。

(1)非联合型学习　不需要在刺激和反应之间形成某种明确的联系,称为**非联合型学习**。例如,人们对有规律而重复出现的强噪声逐渐不再对它产生反应,即出现习惯化;相反,在强的伤害性刺激之后,对弱刺激的反应会加强,即出现敏感化。

(2)联合型学习　**联合型学习**是指同刺激在时间上很接近地重复发生,神经系统接受刺激与机体产生反应之间要建立某种确定的联系。上述经典条件反射就属于联合型学习,从这个意义上说,学习的过程实际上就是建立条件反射的过程。

(二)记忆的分类与机制

1.记忆的分类

进入人脑的信息量是巨大的,但并非都能被记忆,实际上它们的绝大多数会被遗忘,只有很少部分才能被较长期地记忆。记忆的分类方法很多,常用的方法是按记忆的时程长短来分类,可分为短时程记忆、中时程记忆和长时程记忆。**短时程记忆**的记忆保留时间只有几秒到几分钟;**长时程记忆**保留时间则自几天到数年,甚至终生保留。

2.人类记忆过程

人类的长期记忆是通过四个连续的阶段形成的,即感觉性记忆→第一级记忆→第二级记忆→第三级记忆。

(1)短时程记忆　感觉性记忆指将感觉信息储存于皮质感觉区,记忆时间一般不超过1秒钟;如果对感觉性记忆的信息及时处理,就能转入第一级记忆,但也只能对少量信息储存几秒至几分钟。例如,打电话时查阅记下的电话号码,往往在应用后便忘记。

(2)长时程记忆　反复运用的信息能转入第二级记忆,此级记忆的信息量大,且能较持久储存,可从几分钟至几年;有些信息,如自己的名字以及每天都在进行操作的手艺等,由于经常运用,可成为终生不忘的第三级记忆。只有那些对个体反复起作用并具有重要意义的信息

（占 1%左右）才会被长期储存下来。

四、觉醒与睡眠

昼夜交替进行的觉醒与睡眠是人体正常生活中必不可少的两个生理过程。

（一）觉醒状态的维持

觉醒时，机体能迅速适应环境变化，从事各种体力和脑力劳动。觉醒状态有脑电觉醒状态与行为觉醒状态之分。**行为觉醒状态**指动物出现觉醒时的各种行为表现；**脑电觉醒状态**指脑电图波形呈去同步化快波的状态，而行为上不一定呈觉醒状态。

（二）睡眠的时相

通过对睡眠过程的观察，发现睡眠可分为两种时相：一种因睡眠期间脑电图特征为同步化慢波而称为**慢波睡眠**；另一种因睡眠期间脑电图特征为去同步化快波而称为**快波睡眠**，又称**异相睡眠**。慢波睡眠期间，人体的视、听、嗅、触等感觉功能减退，骨骼肌反射活动（包括肌紧张）减弱，伴有瞳孔缩小、心率减慢、血压下降、代谢率下降、体温下降、呼吸变慢、尿量减少、胃液分泌增多、唾液分泌减少等一系列自主神经功能的改变，而且此期间生长激素的分泌明显增多，有利于促进生长和体力恢复。快波睡眠期间，人体的各种感觉功能进一步减退，以致唤醒阈升高，骨骼肌反射活动（包括肌紧张）进一步减弱，肌肉几乎完全松弛，睡眠更深。此外，在快波睡眠期间还可能有间断的阵发性表现，如部分肢体抽动、血压升高、心率加快、呼吸快而不规则，特别是可出现眼球快速运动，所以又称为**快速眼球运动睡眠**。

在整个睡眠过程中，慢波睡眠与快波睡眠互相交替出现。成年人睡眠时，一般先进入慢波睡眠，持续 80~120 min 后转入快波睡眠，后者持续 20~30 min，又转入慢波睡眠。在整个睡眠期间，如此反复交替4~5次，越接近睡眠后期，快波睡眠时间越延长。如果在快波睡眠期间被唤醒，80%的人会说正在做梦，所以做梦也是快波睡眠的特征之一。动物实验中发现，快波睡眠期间，脑内蛋白质合成加快，因此认为快波睡眠与幼儿神经系统的成熟有关，并有利于建立新的突触联系而促进学习和记忆活动。但是，快波睡眠期间也会出现一些阵发性的表现，这可能与某些疾病在夜间突然发作有关。如心绞痛患者通常在发作前先做梦，梦中情绪激动，伴有呼吸和心跳加快、血压升高，继而引起心绞痛发作而觉醒。

（郭　兵）

第十一章
内 分 泌

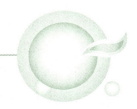

第一节　概　述

内分泌系统是由内分泌腺和分散存在于某些组织器官中的内分泌细胞组成的信息传递系统。它与神经系统紧密联系、协调配合,共同调节机体的各项功能活动,维持机体内环境相对稳定。

人体的内分泌腺主要有垂体、甲状腺、肾上腺、胰岛、性腺、松果体等(图 11-1)。内分泌细胞散在分布,范围广泛,如消化道黏膜、心、肺、肾、皮肤等部位。

由内分泌腺或散在的内分泌细胞分泌的高效生物活性物质,称为**激素**。激素往往要借助血液或组织液的传递而发挥作用。激素作用的对象,称为**靶器官**或**靶组织**或**靶细胞**。如果某种激素由血液运输至远处靶器官发挥作用,称为**远距分泌**;仅由组织液扩散作用于邻近细胞,称为**旁分泌**;如在局部扩散又返回作用于该分泌细胞,则称为**自分泌**。此外,下丘脑具有内分泌功能的神经细胞,既产生兴奋,又将合成的激素通过轴浆运输到神经末梢释放,称为**神经分泌**。

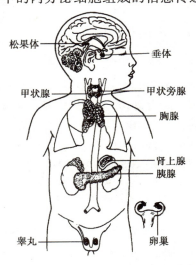

图 11-1　人体内分泌器官的主要分布

一、激素的分类和作用

激素按其化学结构和作用原理不同可分为含氮激素和类固醇激素两类。

(一) 含氮激素

(1)肽类和蛋白质激素　主要有下丘脑调节肽、垂体激素、胰岛素、甲状旁腺素、降钙素、胃肠激素等。

(2)胺类激素　主要为肾上腺素、去甲肾上腺素、甲状腺素。

（二）类固醇激素

由肾上腺皮质和性腺分泌,包括皮质醇、醛固酮、雌激素、孕激素等。另外,胆固醇的衍生物-1、25-二羟维生素 D_3 也属于类固醇激素。类固醇激素不易被消化酶破坏,可口服给药。

激素主要对机体新陈代谢、生长发育、生殖等功能进行调控,以维持内环境的稳态。

二、激素作用的一般特征

（一）激素作用的特异性

激素释放入血,被运输到机体各个部位,但总是选择性地作用于某些器官、组织或细胞的特性,称为**激素作用的特异性**。这是由于靶细胞上存在能特异性识别并结合该激素的受体的缘故。

（二）激素作用的高效性

激素在血液中的含量虽然极低(多用 nmol/L,pmol/L 表示),但其作用却十分显著。因为激素和受体结合后能在细胞内触发一系列酶促放大反应,最终产生明显生物学效果。如果内分泌腺分泌的激素过量或不足,即可引起相应的功能异常,表现为内分泌功能的亢进或减退。

（三）激素的信息传递作用

激素作用于靶细胞,只形成信息传递,既不能添加成分,也不能提供能量,仅仅相当于"信使",以传递信息调节靶细胞固有的反应。

（四）激素间的相互作用

不同的激素作用不同,但可以相互影响,表现为相互拮抗或相互协同。例如,胰高血糖素可升高血糖,而胰岛素可降低血糖,两者之间相互拮抗;肾上腺皮质激素和生长素均可升高血糖,表现为相互协同。有的激素本身不对某些组织细胞产生直接作用,但它的存在却是另外一种激素作用的必备条件或支持因素,称为**允许作用**。如糖皮质激素本身无缩血管效应,但它存在时能促使儿茶酚胺发挥缩血管作用。

三、激素的作用机制

（一）含氮激素作用机制——第二信使学说

此学说的核心内容是:激素是第一信使,与细胞膜表面特异性受体结合后,激活膜内腺苷酸环化酶(AC),在 Mg^{2+} 的参与下,产生第二信使 cAMP,后者再激活细胞内蛋白激酶,引起酶或蛋白质的磷酸化反应,表现细胞生物学效应(图 11-2)。

（二）类固醇激素作用机制——基因表达学说

类固醇激素分子量小,脂溶性强,可穿过细胞膜结合胞浆受体,形成激素—胞浆受体复合物,后者再进入细胞核内,识别对应受体并结合,以调控 DNA 的转录过程,生成新的 mRNA,调节蛋白质的合成,产生相应的生物效应(图 11-3)。

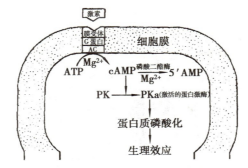

图 11-2　含氮激素作用原理示意图

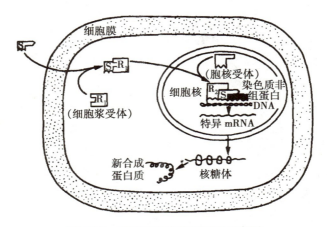

图 11-3　类固醇激素作用原理示意图

第二节　下丘脑和垂体

下丘脑功能复杂,不仅与体温、水盐代谢、情绪变化、生物节律等有关,还和垂体有着密切的联系。

垂体是体内最重要的内分泌腺,能分泌多种激素,发挥广泛而复杂的生理作用,涉及人体的生长发育、物质代谢、内脏功能等多方面。垂体可分为腺垂体和神经垂体两部分,在形态和功能上与下丘脑可视为一个功能单位(图 11-4)。

一、下丘脑和垂体的联系

(一)下丘脑与腺垂体的联系

下丘脑通过垂体门脉系统与腺垂体产生直接联系。下丘脑基底部促垂体区的肽能神经元分泌的调节性多肽,主要调节腺垂体的分泌活动。目前已知的下丘脑调节肽有 9 种,详见表 11-1。

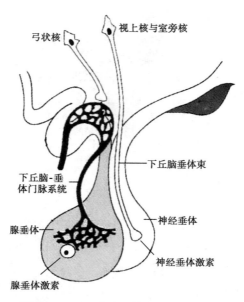

弓状核

视上核与室旁核

下丘脑垂体束

下丘脑-垂体门脉系统

神经垂体

腺垂体

神经垂体激素

腺垂体激素

图 11-4　下丘脑和垂体的联系示意图

表 11-1　下丘脑调节肽的类型和主要生理作用

种　类	化学本质	主要生理作用
促甲状腺激素释放激素（TRH）	3 肽	促进促甲状腺激素的分泌
促性腺激素释放激素（GnRH）	10 肽	促进黄体生成素、卵泡刺激素分泌
促肾上腺皮质激素释放激素（CRH）	41 肽	促进促肾上腺皮质激素分泌
生长素释放激素（GHRH）	44 肽	促进生长素分泌
生长素释放抑制激素（GHRIH）	14 肽	抑制生长素分泌
催乳素释放因子（PRF）	未定	促进催乳素分泌
催乳素释放抑制因子（PIF）	未定	抑制催乳素分泌
促黑激素释放激素（MRF）	未定	促进促黑激素分泌
促黑激素释放抑制因子（MIF）	未定	抑制促黑激素分泌

（二）下丘脑与神经垂体的联系

下丘脑的视上核和室旁核神经元轴突伸入神经垂体构成下丘脑—垂体束,通过轴浆运输方式,将上述两核合成的血管升压素和催产素转移至神经垂体内,适宜刺激作用时才释放入血,发挥效能。

二、腺垂体

（一）腺垂体激素的作用

腺垂体分泌的激素主要有**生长素**（GH）、**催乳素**（PRL）、**促黑激素**（MSH）以及有相应靶腺的**促甲状腺激素**（TSH）、**促肾上腺皮质激素**（ACTH）、**促卵泡激素**（FSH）和**黄体生成素**（LH）。

1.生长素

生长素的主要生理作用为促进生长发育和促进代谢。

（1）促进生长发育　生长素主要通过诱导靶细胞产生**生长素介质**,对机体生长、发育起着关键性的调节作用。生长素介质能促进软骨生长,既能使钙、磷、钠、钾等元素进入软骨组织,又能使氨基酸进入软骨细胞,加强 DNA、RNA、蛋白质合成,促使软骨组织骨化、增生,长骨增长。除此之外,对肌肉、内脏的生长发育都有促进作用。

如幼年时生长素分泌不足,则生长发育迟缓、身材矮小,称为"**侏儒症**";分泌过多,则出现"**巨人症**"。成年之后如分泌过多,则因长骨已停止生长转而刺激肢端短骨、面骨及其软骨组织增生,出现手足粗大、下颌突出,内脏器官如肝和肾等也增大,称为"**肢端肥大症**"。

（2）促进代谢　对三大营养物质而言,一是生长素能促进氨基酸进入细胞,加强 DNA 的合成,刺激 RNA 形成,促进蛋白质合成,呈现正氮平衡;二是促进脂肪分解,增强脂肪氧化供能;三是抑制外周组织对葡萄糖的利用,产生升糖作用,过量则血糖升高,产生糖尿。

2.催乳素

催乳素能维持泌乳功能,促进乳腺进一步发育。分娩前,乳腺具备泌乳功能而不泌乳,主要是因为血中雌激素和孕激素浓度过高,抑制催乳素的作用;分娩后,雌、孕激素的抑制作用解除,催乳素维持泌乳的功能得以发挥。此外,小剂量催乳素还能促进排卵及黄体生成和雌激素、孕激素分泌;对男性而言,在睾酮存在的条件下,则可促进前列腺、精囊腺生长和睾酮合成。

3.促黑激素

促黑激素可作用于皮肤、毛发、眼球的虹膜及视网膜色素层等的色素细胞。色素细胞中的酪氨酸酶可催化酪氨酸转变为黑色素以加深颜色。

（二）腺垂体激素分泌的调节

首先受下丘脑的直接调控。下丘脑的调节性肽经垂体门脉系统作用于腺垂体相应靶细胞,控制其相关激素的分泌。

其次受外周靶腺激素反馈调节。腺垂体产生的有相应靶腺的促激素(如促甲状腺激素)都会受到相应靶腺激素的反馈调节。由此,下丘脑、腺垂体、外周靶腺三者之间构成了 3 个功能轴:下丘脑—腺垂体—甲状腺轴、下丘脑—腺垂体—肾上腺皮质轴、下丘脑—腺垂体—性腺轴。三者之间既有顺序性调节,又有反馈调节,从而有效控制靶腺激素的血浆浓度(图 11-5)。

另外,机体内、外环境因素的变化(如大失血、麻醉等)也可反射性经高级中枢影响下丘脑活动,进一步改变腺垂体的分泌。

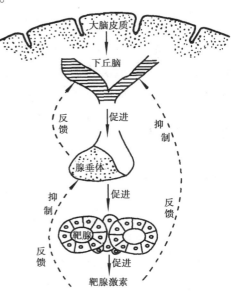

图 11-5　促激素分泌的调节轴

三、神经垂体

神经垂体本身无分泌功能,仅接受下丘脑视上核和室旁核分泌的,并经下丘脑—垂体束运输来的血管升压素(VP)和催产素(OXT),条件适合时释放入血。

(一)血管升压素

血管升压素又称**抗利尿素**(ADH),主要能促进远曲小管和集合管对水的重吸收。正常时,血浆浓度很低,抗利尿效果明显而缩血管升压效果极差;严重脱水或大出血时,则因其释放量增多,产生较强缩管升压效应。所以,临床可用大剂量血管升压素作为内脏出血时的紧急止血剂。

(二)催产素

催产素主要能使乳腺腺泡周围肌上皮细胞收缩,促进乳汁排出,并能通过排乳反射维持乳汁排放;能促进妊娠子宫平滑肌收缩,有利于分娩正常进行。

第三节　甲　状　腺

甲状腺重 $20\sim30$ g,是人体最大的内分泌腺。它主要由甲状腺腺泡构成,另外还有少量滤泡旁细胞等。甲状腺腺泡上皮细胞能合成并释放甲状腺激素,调节机体生长发育和物质能量代谢,而滤泡旁细胞则分泌降钙素调节血钙。

一、甲状腺素

甲状腺素主要有两种:含量较高的**四碘甲状腺原氨酸**(T_4)和活性较高的**三碘甲状腺原氨酸**(T_3)。甲状腺激素的合成以碘为主要原料,其合成过程包括甲状腺滤泡的聚碘(肠上皮吸收的 I^-)、碘的**活化**(过氧化酶催化形成 I_2)、酪氨酸**碘化**(活化碘置换酪氨酸残基上的氢)、酪氨酸的**偶联**(T_3、T_4 形成)四个阶段,最后以胶质形式储存在甲状腺滤泡腔内。当甲状腺受到 TSH 刺激后,经过甲状腺上皮细胞的摄取和水解再将 T_3、T_4 释放入血。其中绝大多数与血浆蛋白结合,只有约 1%呈游离状态的激素才能进入细胞发挥作用。因为 T_3 主要是游离形式,且活性高于 T_4 约 5 倍,有 80%的 T_4 经脱碘后转变为 T_3,故 T_3 是起主要作用的甲状腺激素。

(一)甲状腺激素的生理作用

1.对代谢的影响

(1)产热效应　甲状腺激素可增加组织的耗氧量和产热量,实验证明,1 mg 的 T_4 可增加机体的产热量约 4 200 kJ,明显地提高能量代谢水平,增加**基础代谢率**(BMR)。甲状腺功能亢进时,因基础代谢率增高,产热增加,患者怕热多汗;甲状腺功能减退时,则因产热量相应减少,出现恶寒喜热。由此,在临床上可采用基础代谢率的测定来反映甲状腺功能。

(2)对蛋白质、糖、脂肪代谢的影响　主要表现在以下方面:①正常时甲状腺激素能促进蛋白质合成,尤其是骨骼肌、肝、肾内的合成量明显上升,呈现正氮平衡,有利生长发育。如分泌过多,则出现蛋白质(特别是骨骼肌的蛋白质)分解加速,肌肉消耗及血钙增高;如分泌过少,则蛋白质合成量降低,组织间黏蛋白增多,造成**黏液性水肿**。②生理剂量甲状腺激素能促进小肠黏膜对糖的吸收,加强糖原分解,抑制糖原合成,升高血糖;但同时也能促进外周组织对糖的利用,引起血糖降低。在甲状腺功能亢进时,多可造成血糖增高,出现糖尿。③对于脂肪代谢,甲状腺激素可促进胆固醇合成,更能促进肝对胆固醇的分解,其分解的速度超过合成的速度,所以甲状腺功能亢进患者胆固醇含量可低于正常。甲状腺激素还能促进脂肪酸的氧化。

2.对生长发育的影响

甲状腺激素维持机体正常生长发育的作用十分显著,尤其在婴儿时期必不可少,它直接关系到骨和脑的发育。如幼年缺少甲状腺激素,可出现智力低下,身材矮小,称为"**呆小症**"(克汀病)。

3.其他作用

甲状腺激素还能对中枢神经系统产生兴奋效能。如甲状腺功能亢进时,会出现神经系统的兴奋性增高,烦躁易怒、紧张失眠、注意力降低、肌肉震颤;甲状腺功能低下时,则表现为神经系统的兴奋性减低,行动迟缓、记忆力减退、嗜睡等。甲状腺激素还可对心血管系统活动产生作用,导致心率增快、心收缩力增强。临床上甲状腺功能亢进症患者常会出现心动过速,甚至心衰。除此之外,甲状腺激素还具有增强消化管运动和消化腺分泌的作用。

(二)甲状腺功能的调节

甲状腺功能主要受下丘脑、腺垂体调节,它们与甲状腺共同构成下丘脑—腺垂体—甲状腺调控轴。此外,还可进行一定程度的自身调节。

1.下丘脑—腺垂体—甲状腺轴

下丘脑分泌的 TRH 沿垂体门脉系统运送到腺垂体,调控 TSH 的合成和分泌。后者再作用于甲状腺,使甲状腺滤泡增生,T_3、T_4 合成和释放。进入血液循环的 T_3、T_4 也会对腺垂体分泌 TSH 的活动进行经常性调节。如血中的 T_3、T_4 浓度增高,则经负反馈抑制 TSH 的合成和释放,从而引起 T_3、T_4 下降至正常水平。显然,这种反馈性调节保证了血中 T_3、T_4 浓度的相对恒定。

2.自身调节

自身调节是指甲状腺依据供碘情况而相应调整摄碘量及合成甲状腺素的调节方式。当供碘增多时,甲状腺摄碘会相应减少,T_3、T_4 合成量降低;相反,T_3、T_4 合成量相应增多。但是,这种自身调节机制往往缓慢有限。如长期持续缺碘,超过甲状腺自身调节极限,则因 T_3、T_4 的减少对腺垂体的负反馈相应减弱,最终引起 TSH 分泌增多,引发甲状腺增生为主的**地方性甲状腺肿**。

3.自主神经调节

自主神经对甲状腺素的分泌也具有调节作用,当交感神经兴奋时,甲状腺素分泌增加;副交感神经兴奋时,甲状腺素分泌减少。

二、甲状旁腺素

(一)甲状旁腺素的作用

甲状旁腺素(PTH)由甲状旁腺主细胞分泌,主要作用是升高血钙及降低血磷。

1.对骨的作用

甲状旁腺素能破坏骨组织内储存钙和血浆游离钙的动态平衡,促进骨钙入血液,增加血钙浓度。PTH 对骨的作用包括快速效应和延缓效应两个时相。**快速效应**指 PTH 能在几分钟内迅速使骨中 Ca^{2+} 进入细胞内,增加 Ca^{2+} 泵活性,进一步把 Ca^{2+} 转运至细胞外液,提升血钙浓度;**延缓效应**指 PTH 通过加强破骨活动而实现的升高血钙效应,需要几天至几周才达高峰。以上两种效应相互配合,切实保证了血钙的平衡和有效利用。

2.对肾的作用

甲状旁腺素促进肾远端小管对钙的重吸收,使尿钙降低、血钙升高。抑制近端小管对磷的重吸收,升尿磷、降血磷,从而保证血钙浓度的稳定。同时,甲状旁腺素还可以通过激活 1,25-羟化酶而活化维生素 D_3,加强肠道对钙的吸收以升高血钙。儿童时缺乏 PTH 可致**佝偻病**;成年时缺乏 PTH 则可引起**骨质软化症**。如甲状旁腺被手术误切,则可因血钙的显著降低引发低钙抽搐。

(二)甲状旁腺功能的调节

甲状旁腺素分泌主要受血钙浓度的负反馈调节。当血钙浓度产生变化,尤其是低血钙时,甲状旁腺主细胞会立即调节 PTH 分泌增加。另外,血钙升高导致血磷降低,可引起 PTH 分泌减少;血镁浓度较低时,PTH 分泌也会发生相应减少。

三、降钙素

降钙素(CT)由甲状腺 C 细胞分泌,作用与甲状旁腺素相反,可降低血钙。其靶器官主要是骨。降钙素能抑制破骨细胞活动,增强成骨过程,造成骨钙沉积,血钙浓度随之下降。同时,降钙素能抑制肾小管吸收钙、磷等而增加排量。

降钙素分泌也主要受血钙浓度负反馈调节。此外,进食也可刺激降钙素分泌,这可能与胃肠激素分泌有关。

第四节　肾　上　腺

肾上腺分为周围部的皮质和中央部的髓质两部分。两者分泌的激素作用完全不同,实际上是两种内分泌腺。

一、肾上腺皮质激素

肾上腺皮质激素分为 3 类,即皮质球状带细胞分泌盐皮质激素,如醛固酮;束状带细胞分泌糖皮质激素,如皮质醇;网状带细胞分泌性激素,如脱氢异雄酮、雌二醇。其中,醛固酮作为水盐代谢的重要激素,发挥保钠保水排钾功能,其具体机制参见肾脏生理。性激素的作用与调节将在生殖生理中介绍。

(一) 糖皮质激素的生理作用

1.对物质代谢的影响

①糖皮质激素具有抗胰岛素作用,它能促进糖异生,减少外周组织对葡萄糖的利用,升高血糖,这对糖代谢意义重大;②糖皮质激素能促进肝外组织,特别是肌肉组织蛋白质分解,并使氨基酸大量转移至肝合成肝糖原,如分泌增多,可出现肌肉消瘦、皮肤变薄;③糖皮质激素还能引起脂肪分布不均,多是四肢脂肪分解增强,而面、肩、背、腹部等合成量增加,故肾上腺皮质功能亢进或长期大量使用糖皮质激素可出现“**向心性肥胖**”。

2.在应激反应中的作用

应激反应是指机体受到诸如缺氧、创伤、寒冷等有害刺激时,血液中 ACTH 浓度会立即增加,糖皮质激素的分泌也会增多,这样使机体具备了对抗有害刺激的能力,提高了生存适应性。另外,在应激反应中还有交感—肾上腺髓质系统参与,儿茶酚胺释放增加,经糖皮质激素的允许作用发挥缩管升压效应,协同应激。

3.对其他组织器官的作用

糖皮质激素能提高骨髓造血功能,增加血液中红细胞、血小板、中性粒细胞数量;抑制淋巴组织增生,减少淋巴细胞数目;促进嗜酸性粒细胞的破坏。

糖皮质激素能提高血管平滑肌敏感性,通过允许作用加强去甲肾上腺素缩管升压作用,同时降低毛细血管通透性,保证血容量。

糖皮质激素还能促进胃酸、胃蛋白酶分泌,可能诱发或加剧溃疡;糖皮质激素有较弱的保钠排钾作用,防止“水中毒”发生;也可提高中枢神经系统兴奋性,如分泌过量,则会引起思维不集中、烦躁失眠等症状。

临床上大剂量使用糖皮质激素还具有抗炎、抗毒、抗过敏、抗休克作用。

(二) 糖皮质激素分泌的调节

糖皮质激素的分泌主要受下丘脑—腺垂体—肾上腺皮质轴和糖皮质激素的反馈调节。

下丘脑分泌的 CRH 经垂体门脉系统促使腺垂体产生 ACTH,后者又促使肾上腺皮质束状带增生并分泌糖皮质激素。而 ACTH 也会受糖皮质激素的负反馈调节。当血中糖皮质激素浓度增高时,可使 ACTH 分泌减少并抑制下丘脑 CRH 分泌,称为**长反馈**;同时,ACTH 也可反馈抑制 CRH 分泌,称为**短反馈**。通过上述机制,就能维持血中糖皮质激素浓度的相对稳定和在不同状态下的适应性变化(图 11-6)。

由于长、短反馈的存在,长期大量使用糖皮质激素可导致肾上腺皮质萎缩,分泌量下降,若此时突然停药,则会出现糖皮质激素分泌不足的症状,所以应递减停药。

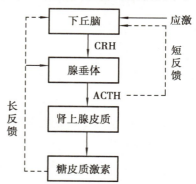

图 11-6　糖皮质激素的负反馈示意图
（实线:促进;虚线:抑制）

这在临床用药时应高度注意,以免引起疾病反跳。

二、肾上腺髓质激素

(一)肾上腺髓质激素的生理作用

肾上腺髓质激素包括肾上腺素和去甲肾上腺素,其主要作用见表11-2。就机体整体而言,它们与交感神经构成交感—肾上腺髓质系统,产生**应急反应**。多见于机体遭遇特殊紧急情况,诸如剧痛、恐惧、失血、剧烈运动等时,表现为肾上腺髓质激素大量分泌,产生广泛作用。此时,中枢神经系统兴奋性增高,机体警觉性提升,反应十分灵敏;呼吸深快;糖原分解,血糖升高;心跳加速,心收缩力增强,心输出量增加血压升高;内脏血管收缩,骨骼肌血管舒张,血液重新分配,保证重要脏器供应。

表 11-2　肾上腺素和去甲肾上腺素生理作用比较

靶器官	肾上腺素	去甲肾上腺素
心脏	加快心率;明显增强心收缩力,增加心输出量	心率减慢(降压反射作用)
血管	皮肤、胃肠道、肾血管收缩;冠状动脉、骨骼肌血管舒张,血压升高(心排血量增加)	冠状动脉舒张(局部体液因素);其他部位血管均收缩;血压明显升高(外周阻力增大)
支气管平滑肌	舒张	稍舒张

需要注意:实际上,引起应急反应的各种刺激,也是引起应激反应的刺激。应急反应和应激反应的作用机制不尽相同,两者相辅相成,共同维持机体适应能力。前者重在动用潜能,适应骤变;后者则是避免有害刺激或增强耐受。

(二)肾上腺髓质激素分泌的调节

肾上腺髓质受交感神经节前纤维支配,当其兴奋时释放乙酰胆碱;后者与髓质中嗜铬细胞上的 N 受体结合,促使肾上腺髓质激素分泌。同时,肾上腺髓质激素对催化自身合成的相关酶类也会形成负反馈抑制。

第五节　胰　岛

胰岛是散布于胰腺中的内分泌细胞团。胰岛的细胞可分为四类:A 细胞分泌**胰高血糖素**、B 细胞分泌**胰岛素**、D 细胞分泌**生长抑素**和 pp 细胞分泌**胰多肽**。

一、胰岛素

(一)胰岛素的生理作用

(1)调节糖代谢　胰岛素是调节血糖浓度的主要激素。它不仅能促进组织细胞对葡萄糖的摄取和氧化,抑制糖的异生,而且能加强糖原合成或促使葡萄糖转化为脂肪酸储存于脂肪组织,从而有效降低血糖浓度。如胰岛素缺乏,则可造成血糖上升,一旦超过肾糖阈,糖将从尿中排出,形成**糖尿病**。

（2）调节脂肪代谢　它是以促进合成为主。胰岛素可使葡萄糖进入脂肪细胞,转化为脂肪酸、甘油三酯等储存下来;同时也能抑制脂肪酶,减少脂肪分解。当胰岛素缺乏时,脂肪分解会增强,从而生成大量酮体,引发**酮症酸中毒**。

（3）调节蛋白质代谢　胰岛素可促进蛋白质的合成。它既能加强氨基酸入胞,加快细胞核的复制、转录、翻译过程,增加 DNA 和 RNA 的生成,又能抑制蛋白质分解;在有生长素存在时,还能与之共同发挥促进生长的作用。

（二）胰岛素分泌的调节

（1）血糖作用　血糖浓度的高低是调节胰岛素分泌的最重要因素。血糖升高能直接刺激 B 细胞使胰岛素分泌增加,降低血糖;血糖降低,则反馈抑制其分泌,血糖浓度回升。

（2）氨基酸和脂肪酸作用　血中氨基酸,尤其是精氨酸和赖氨酸增多,以及脂肪酸和酮体的显著增加均可促进胰岛素的分泌。但在血糖浓度正常时,氨基酸只能使胰岛素分泌少量增多,当血糖浓度增高时,胰岛素分泌量加倍。

（3）激素作用　生长素、糖皮质激素、甲状腺激素因可升高血糖而发挥间接促进胰岛素分泌效应;以抑胃肽为代表的胃肠激素也有明显促胰岛素分泌的作用。因此,长期使用上述激素可造成 B 细胞衰竭性糖尿病。

（4）神经调节　由于迷走神经和交感神经的双重支配,当迷走神经兴奋时,既有直接促分泌作用,也有经胃肠激素间接促分泌作用;交感神经兴奋时,则抑制胰岛素分泌。

二、胰高血糖素

（一）胰高血糖素的作用

胰高血糖素是一种以促进分解代谢为主的激素,它具有极强的促进糖原分解和糖异生作用,产生与胰岛素相反的升高血糖效果。一方面,它可加快氨基酸脱氨基异生为糖,同时促进组织蛋白质分解,抑制其合成;另一方面,还能激活脂肪内的脂肪酶以加速脂肪酸氧化,升高血中酮体含量。实验证明,采用药理剂量胰高血糖素能引起心肌细胞内 cAMP 增多,心肌收缩力增强。

（二）胰高血糖素分泌的调节

首先,血糖是调节其分泌的重要因素,当血糖升高时,抑制其分泌;而血糖降低时,则促进其分泌。其次,胰岛素和生长抑素也可通过直接作用于邻近 A 细胞及降低血糖来刺激胰高血糖素的分泌。另外,氨基酸也能促进其分泌,以平衡胰岛素的降糖效应。当然,交感神经和迷走神经同样会发挥与胰岛素相反的调节作用。

应当注意:胰岛素和胰高血糖素虽然作用相反,但均受到血糖浓度的负反馈调节。在不同的功能状态下,两者之间的浓度比会根据机体需求发生相应变化,以保证机体对葡萄糖这一重要能量物质的有效利用。

（袁　龙）

第十二章
生　殖

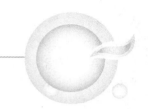

生物体生长发育到一定阶段后,能够产生与自己相似的子代个体,这种功能称为**生殖**。人类的生殖过程是通过两性生殖器官的活动实现的,它包括生殖细胞(精子和卵子)的生成、交配、受精以及胚胎发育等环节。

第一节　男性生殖

在高等动物的生殖系统中,能产生生殖细胞的性器官为主性器官,男性主性器官是睾丸,具有生精和内分泌功能。此外,还有附睾、输精管、精囊腺、前列腺、尿道球腺、阴茎等附性器官,它们在精子的储存、成熟和运输等方面发挥重要作用。

一、睾丸的功能

(一)生精作用

精子在精曲小管生成。精曲小管上皮由生精细胞和支持细胞构成。原始的生精细胞为精原细胞。从青春期开始,精原细胞经过逐级的分裂和发育,形成精子。其过程为:精原细胞→初级精母细胞→次级精母细胞→精细胞→精子。整个生精过程大约历时两个半月。新生的精子释放入管腔,通过精曲小管的活动被运送到附睾内储存,在附睾内精子进一步成熟并获得运动能力。支持细胞为各级生精细胞提供营养和支持作用。

此外,精子的生成还需要适宜的温度。阴囊内温度比腹腔内温度低 1~8 ℃时,适于精子的生成。隐睾症患者睾丸滞留在腹腔或腹股沟内,这些部位温度较高,不利于精子生成,是男性不孕症的原因之一。

正常人从青春期到老年,睾丸都有生精能力,但 40 岁以后,生精能力逐渐减弱。

(二)内分泌作用

睾丸的间质细胞分泌雄激素,主要是睾酮。睾酮的主要作用有:①促进男性附性器官的发育和副性征的出现。睾酮能刺激附睾、阴茎等生长发育。在青春期后,促进男性副性征的出现并维持正常状态,如喉结突出、声调变低、胡须生长等。②促进蛋白质合成,特别是肌肉、骨骼和生殖器官的蛋白质合成。③促进精子的发育和成熟。④促进红细胞的生成。⑤维持正常的性欲。

二、睾丸功能的调节

睾丸功能主要受下丘脑—腺垂体—睾丸轴的调节。一方面睾丸的生精和内分泌作用受下丘脑—腺垂体的调控;另一方面睾丸分泌的睾酮又对下丘脑—腺垂体进行负反馈调节(图 12-1)。通过这种调节,保证睾丸的功能正常进行,血中雄激素处于适宜水平。

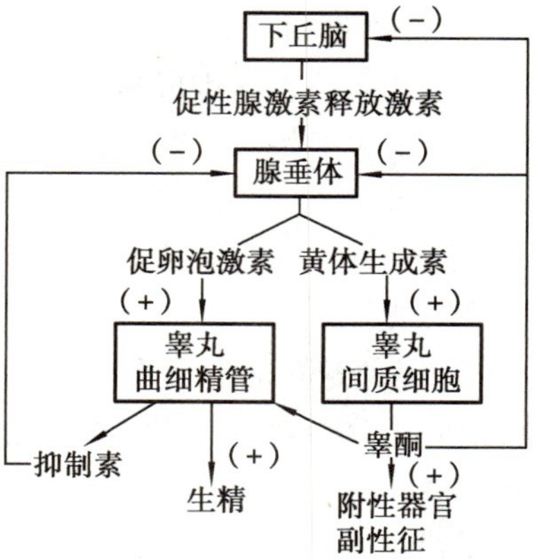

(一)下丘脑-腺垂体对睾丸活动的调节

下丘脑通过分泌促性腺激素释放激素(GnRH),经垂体门脉系统运到腺垂体,促使腺垂体分泌促卵泡激素(FSH)和黄体生成素(LH)。腺垂体分泌的 LH 促进睾丸间质细胞合成和分泌睾酮;FSH 对生精起始动作用,睾酮则有维持生精的效应,故 LH 和 FSH 对睾丸的生精过程都有调节作用。

图 12-1 睾丸功能调节机制

(二)睾酮对下丘脑-腺垂体的负反馈调节

当血中睾酮浓度升高时,反馈抑制腺垂体 LH 和下丘脑促性腺激素释放激素的分泌。另外,睾丸的支持细胞能分泌抑制素,它能抑制腺垂体分泌 FSH。

第二节 女性生殖

女性的主性器官是卵巢。女性的生殖功能主要包括卵巢的生卵作用、内分泌功能及子宫内膜的周期性增生与脱落等。

一、卵巢的功能

(一)生卵功能

卵子由卵巢内的原始卵泡发育而成。自青春期开始,在腺垂体分泌的促性腺激素的作用下,通常每月有 15～20 个卵泡开始生长发育,但一般只有一个卵泡发育成熟,其余的在发育的不同阶段先后退化。卵泡成熟后,卵泡膜破裂,卵细胞与附着的透明带和周围的放射冠等一起排至腹腔的过程,称为**排卵**。排出的卵子,进入输卵管内。

排卵后,残存的卵泡发育成黄体。若排出的卵子未受精,黄体在排卵后 10 天左右开始退化,转变成白体。如排出的卵子受精,则黄体在胎盘分泌的人绒毛膜促性腺激素作用下继续发育成妊娠黄体,一直维持到妊娠 5～6 个月后才退化。

卵巢主要分泌两种激素，即雌激素和孕激素。此外，还分泌少量雄激素。

1.雌激素

雌激素由卵泡颗粒细胞和黄体细胞分泌，有雌二醇、雌三醇、雌酮等，其中雌二醇分泌量最大，活性最强。雌激素的生理作用主要有：

（1）促进生殖器官的生长发育。主要表现在以下方面：①协同促卵泡激素促进卵泡发育并诱导排卵前的黄体生成素高峰，从而促进排卵；②促进子宫内膜及腺体、血管增生，并促使子宫颈分泌大量稀薄的黏液，有利于精子通过；③促进输卵管上皮的增生及运动，有利于精子与卵子的运行；④促进阴道上皮细胞增生、角化，并合成大量糖原，糖原分解生成乳酸，使阴道pH 值降低，增强阴道抗菌能力。绝经期妇女由于雌激素分泌减少，阴道抵抗力降低而易患老年性阴道炎。

（2）促进副性征的出现。雌激素可促进乳房发育，刺激乳腺导管增生，产生乳晕；使皮下脂肪和毛发分布具有女性特征；促进出现音调变高、骨盆宽大、臀部肥厚等一系列女性副性征。

（3）对代谢的影响。促进肾小管对水、钠的重吸收，有保钠保水作用；促进肌肉蛋白质合成，加强骨中钙盐沉着，促进骶软骨的骨化，对青春期发育与成长起促进作用；降低血浆胆固醇等。

2.孕激素

孕激素主要由黄体细胞分泌，以孕酮作用最强。孕激素通常在雌激素的基础上发挥效应。

（1）促进子宫内膜进一步增殖变厚，血管、腺体增生，并引起腺体分泌，为胚泡着床提供良好条件。

（2）抑制子宫和输卵管平滑肌的运动，有安胎作用。因而缺乏孕激素时，有早期流产的危险。

（3）使子宫颈黏液分泌减少并变黏稠，不利于精子通过。

（4）促使乳腺腺泡与导管发育，并在怀孕后为泌乳准备条件。

（5）促进机体产热，使基础体温在排卵后升高 1 ℃左右。由于体温在排卵前表现为短暂降低，排卵后升高，所以临床上常将这一基础体温改变作为判断排卵日期的标志之一。

二、月经周期及其形成机制

（一）月经周期

女性自青春期开始，在卵巢分泌的雌激素、孕激素的作用下，子宫内膜呈现周期性变化，即每平均 28 天子宫内膜发生一次脱落和出血，这种现象称为**月经周期**。脱落的子宫内膜随血液一起经阴道流出，即月经。女性一般成长到 12～14 岁时出现第一次月经，称为**初潮**。到 45～50 岁时，月经周期开始不规则，随后停止，称为**绝经**。根据子宫内膜的变化，可将月经周期分为三期：

（1）月经期 从月经开始到出血停止，即月经周期第 1～4 天。由于排出的卵子未受精，黄体在排卵后8~10天开始退化萎缩,孕激素和雌激素分泌急剧减少,导致子宫内膜失去这两种激素的支持而崩溃脱落、出血。月经期内,由于子宫内膜形成创面,容易感染,因此应注意经期卫生。

（2）增殖期　从月经结束到排卵为止,即月经周期第5~14天。此期卵巢内卵泡开始生长发育,并分泌雌激素。在雌激素的作用下,子宫内膜增殖变厚,血管和腺体增生,但腺体不分泌。在增殖期末,有一个卵泡发育成熟并排卵。

（3）分泌期　从排卵后至下一次月经前,即月经周期第15~28天。此期卵巢排卵后的残余卵泡形成黄体。黄体分泌大量的孕激素和雌激素,促使子宫内膜进一步增生变厚,血管扩张充血,腺体增长迂曲并分泌。此时的子宫内膜适宜胚泡的着床和发育。

如果排出的卵子受精,黄体则发育成妊娠黄体,继续分泌孕激素和雌激素,使子宫内膜不但不脱落,而且继续增厚,故妊娠期间不来月经。

（二）月经周期的形成机制

月经周期中卵巢和子宫内膜的变化是在下丘脑—腺垂体—卵巢轴的调控下完成的。因此,月经周期形成的机制与下丘脑-腺垂体-卵巢轴的活动密切相关(图12-2)。

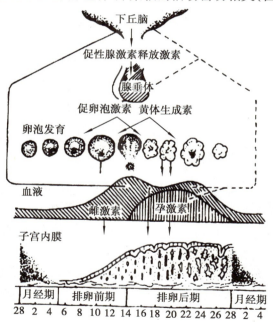

图12-2　月经周期形成机制示意图

1.增殖期的形成

在青春期以前,由于分泌促性腺激素释放激素的神经细胞未发育成熟,下丘脑 GnRH 分泌量少,使腺垂体促性腺激素分泌及卵巢功能处于低水平状态。女性随青春期的到来,使下丘脑分泌促性腺激素释放激素增多,腺垂体分泌促卵泡激素(FSH)和黄体生成素(LH)也增多。FSH 促使卵泡生长发育成熟,并在 LH 的协同作用下,使卵泡分泌雌激素。在雌激素的作用下,子宫内膜呈增殖期变化。至排卵前一天,血中雌激素浓度达到顶峰,通过正反馈作用,使下丘脑 GnRH 分泌增多,进而刺激腺垂体分泌 LH 与 FSH,尤其是 LH 的分泌明显增加。在高浓度 LH 的作用下,已发育成熟的卵泡破裂排卵。

2.分泌期和月经期的形成

排卵后的残余卵泡,在 LH 的作用下形成黄体,同时 LH 促进黄体分泌雌激素和大量孕激素。在这两种激素的作用下,子宫内膜呈现出分泌期变化。一般在排卵后 5~10 d,血中雌激素水平出现第二次高峰和孕激素高峰。高浓度的雌激素和孕激素通过负反馈作用使下丘脑 GnRH 和腺垂体 LH 及 FSH 的分泌减少。若卵子未受精,黄体得不到 LH 的支持而逐渐退化,致使血中孕激素和雌激素浓度明显下降,导致子宫内膜失去这两种激素的支持而剥脱出血,出现月经。随着两种激素在血中浓度的降低,对下丘脑、腺垂体的反馈抑制减弱或消除,使下丘脑 GnRH 和腺垂体 LH 及 FSH 的分泌又开始增加,促进新的卵泡生长发育,新的周期又开始了。

第三节　妊　娠

妊娠是指新个体产生的过程,包括受精与着床、妊娠的维持、胎儿的生长以及分娩。

一、受精与着床

精子和卵子结合的过程,称为**受精**。精子射出后通过阴道、宫颈、宫腔到达输卵管。卵巢排出的卵子靠输卵管伞的汲取、输卵管的蠕动,被输送到输卵管壶腹部,在此与精子相遇,可发生受精。受精时,一般只有 1 个精子进入卵子。精子进入卵子后立即触发次级卵母细胞完成第二次减数分裂,放出第 2 极体,而自身成为雌性原核,精子在卵内形成雄性原核。雌性原核与雄性原核融合,形成受精卵。

人类和多数哺乳动物的精子必须在雌性生殖道内停留一段时间,才能获得使卵子受精的能力,称为**精子获能**。精子发生获能的主要部位是子宫腔,其次是输卵管。排出的卵子与精子在女性生殖道内保持受精能力的时间很短,卵子仅 6~24 h,精子 28~48 h,所以精子与卵子只有在这段时间内相遇,才有可能受精。

受精卵在运行至子宫腔途中,不断进行细胞分裂,形成胚泡。胚泡植入子宫内膜的过程,称为**着床**。着床历时 2~5 天,成功的关键在于胚泡发育与子宫内膜的发育阶段相一致并相互配合,即同步。实现同步,需要孕激素、雌激素在时间和数量上精细平衡。

二、胎盘的内分泌功能

胎盘除实现胎儿与母体之间的物质交换外,还具有内分泌功能,可分泌多种激素,对维持妊娠起着重要作用。

(一)人绒毛膜促性腺激素

人绒毛膜促性腺激素(HCG)由胚泡滋养层细胞分泌,其生理作用与 LH 的作用相似。在妊娠早期刺激母体的月经黄体发育成妊娠黄体,使其分泌大量孕激素和雌激素,使妊娠得以维持。此外,HCG 能降低淋巴细胞活性,防止母体对胎儿的排斥反应,达到安胎效应。

受精后 8~10 天，HCG 就在孕妇血中出现并由尿排出。随后其浓度迅速升高，在妊娠 60 天左右达到高峰，然后迅速下降，在妊娠 20 周左右降至较低水平并一直维持至分娩。临床上，常通过测定孕妇血或尿中的 HCG 作为早期妊娠诊断。

（二）雌激素和孕激素

妊娠 10 周左右，胎盘接替妊娠黄体开始分泌雌激素和孕激素，使妊娠得以维持，直至分娩。胎盘分泌的雌激素主要是雌三醇。目前认为，雌三醇可能是胎儿与胎盘共同参与合成的。因此，检测母体血中雌三醇含量的多少，可用来判断胎儿是否存活。

三、分娩与哺乳

成熟胎儿及其附属物从母体子宫产出体外的过程，称为**分娩**。人类妊娠持续时间约为 280 天。分娩时，催产素分泌增多，使子宫产生节律性收缩即宫缩。宫缩将胎儿压向宫颈，又反射性引起催产素释放，催产素又进一步加强宫缩。这种正反馈作用持续进行，迫使胎儿由母体娩出。

女性进入青春期后，卵巢分泌雌激素增多，刺激乳腺发育，乳房增大。妊娠后，大量分泌的雌激素和孕激素进一步刺激乳腺导管增生，腺泡膨大；妊娠末期，乳腺已发育成熟，具有泌乳能力，但因受血中高浓度雌激素和孕激素的抑制作用，故不泌乳。分娩后，血中雌激素和孕激素水平降低，对泌乳的抑制作用解除，催乳素分泌明显增加，始动和维持乳腺泌乳。哺乳时，婴儿吸吮乳头的刺激，可反射性引起催乳素和催产素分泌增加，促进乳汁的分泌和排放。

（李丹）

第十三章
衰 老

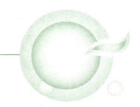

　　人的生命从受精开始,出生后经历了生长、发育、成熟、衰老直至死亡的过程。在这个过程中,机体的组织结构和生理功能都在发生着变化,这是生命现象不可逆转的规律。**寿命**就是指人从出生到生命终结的全过程。衰老是个体生命的后期阶段。

第一节　人的寿命

　　人的寿命分为平均寿命和自然寿命,衡量寿命的尺度是年龄。

一、平均寿命

　　平均寿命又称**平均期望寿命**,是指在不同年龄时期生命可能存续的平均年限。平均寿命的推算实际上是对同时出生的一批人,以各年龄组死亡人数作为权数计算出来的平均岁数,其大小取决于各年龄组死亡人数的相对水平。根据国家统计局人口抽样调查,1994 年全国人口的平均寿命已达 70 岁。

二、自然寿命

　　自然寿命即寿命的极限,是指不受外界干扰,人类在进化过程中形成的相当稳定的平均寿命的最高尺度,也称为**寿限**。人的自然寿命究竟有多长,目前尚难作出肯定回答,但大量资料表明,人的自然寿命可达 100 岁以上。通过对哺乳类动物的观察,可以对人的自然寿命采用 3 种比较科学的方法测算:①自然寿命相当于性成熟期的 8~10 倍,人的性成熟期为 14~15 岁,故人的自然寿命应该是 110~150 岁;②自然寿命相当于生长期的 5~7 倍,人的生长期为 20~25 年,故人的自然寿命应该是 100~175 岁;③自然寿命相当于细胞分裂次数与分裂周期的乘积,人体细胞分裂次数约 50 次,每次分裂周期平均为 2.4 年,故自然寿命约为 120 岁。

　　以上 3 种测算,人的自然寿命都在 100 岁以上,但现实生活中自然寿命超过 100 岁的并不多。这主要是由于遗传、环境、生活条件、生活习惯等因素,促使了疾病的发生和衰老的早到,有的直接引起了死亡,因而使人的实际寿命远远低于自然寿命。

第二节 衰 老

衰老是一个生理过程,是指多细胞生物在没有明显疾病,没有外来因素影响下,细胞结构与功能的自然衰退。人的衰老过程,具有渐进性、连续性、不平衡性等特点,每个人的衰老表现不一,人们对衰老的认识亦众说纷纭。

一、衰老的概念

衰老又称老化,是指机体随着年龄增长而发生退行性变的总称。生物体在老化过程中表现出来的组织结构、生理功能和心理行为的进行性下降,机体对环境的适应能力逐渐降低,属于**生理性衰老**。这是一切生物体在生命发展过程中不可抗拒的自然规律。如果因疾病或其他因素促使老化的出现和加速,称为**病理性衰老**。人的衰老通常是这两种衰老的综合。

根据人体结构和功能的变化,一般将人的一生分为若干时期:从出生到 5 岁为幼年期,6～11 岁为童年期,12～17 岁为青春期,18～24 岁为青年期,25～44 岁为壮年期,45～59 岁为中年期,60～74 岁为准老期,75～89 岁为老年期,90 岁以上为长寿期。衰老的过程是逐渐发生的,每个人衰老开始的年龄也不尽相同,因而很难从年龄上划分衰老的界限。

二、衰老的特征

在人的衰老过程中,整体功能的衰老表现为机体自稳态能力降低,反应力、适应力、免疫力和储备力下降。个别器官甚至功能丧失(如绝经期后的妇女卵巢停止排卵)。结构的基本变化是细胞萎缩、数量减少,细胞内脂褐质沉积,细胞间质增多,组织纤维化,致使器官体积缩小,质量减轻,从而引起器官系统功能的退行性变。

(一)衰老的形体变化

人体生理功能的衰退往往是逐渐发生的,最早出现的细微变化多从体貌上反映出来,是人们常易发现的衰老征象。常见的有毛囊萎缩,毛发逐渐灰白或脱落;皮肤含水量减少,皮下脂肪减少而弹性降低,皮肤松弛,表面干燥,粗糙起皱褶,最先在前额和眼角出现皱纹;细胞内脂褐质沉积,出现老年斑;眼窝脂肪减少而眼球下陷,眼睑下垂形成眼袋,晶状体弹性差,视力减退;听觉器官功能减退,听力下降;牙龈萎缩,牙齿松动或脱落,形成老年人特有的面容;椎间盘萎缩变薄,脊柱变短弯曲,身高降低,驼背弓腰;神经、肌肉、关节功能的退变,动作逐渐变得笨拙迟钝。

(二)衰老的功能变化

(1)脏器的储备功能降低 老年人脏器功能减退首先是储备功能减退。这种现象在机体功能处于相对平衡时,可能表现并不明显。一旦某一脏器发生病损,或体力劳动强度过大,或身体受到某种打击如感染、中毒、手术等情况时,就充分暴露出来。例如,肺和肾的功能各不相同,但在维持机体酸碱平衡方面却起着相互代偿的作用。如因肺气肿、肺心病造成二氧化碳潴留发生呼吸性酸中毒时,肾可增加非挥发性酸的排出,通过排酸保碱来代偿;而当肾功能严重受损时,肺又可以适当增加二氧化碳的排出,通过呼酸保碱使机体的 pH 值保持在正常范围。假若这两个脏器的储备功能都降低,那么其中一个脏器发生功能衰竭时,另一脏器就会因代偿不足而加重病情。

（2）对外环境的适应能力减退　老年人的防御反射减退,对各种环境改变的适应能力较差,如遇阴雨天、刮大风等气候变化,容易出现疲乏无力、胸闷气短、呼吸困难、情绪抑郁,甚至不能入眠等症状。据报道,严寒和酷暑季节是老年人患病高发期,尤其寒冷可增加老年人肺炎和心肌梗死发生的可能性。此外,老年人对突发情况反应迟钝,要作出决定或应急反应都比年轻人差。

（3）对内环境的调节能力降低　老年人对体内环境改变的反应迟缓,不能及时做出生理调节。例如血糖在体内主要受胰岛素和肾上腺素的调节,当血糖升高时,胰岛素分泌增加使血糖降低,但老年人要血糖超过正常上限较多以后才开始出现胰岛素分泌增加;而当血糖恢复正常时,胰岛素分泌仍未适时停止。因此,老年人做葡萄糖耐量试验时,常见到先有一个血糖高峰,而后出现血糖过低现象。

（4）对感染的防御能力减退　机体对外的第一道防线是皮肤,老年人的皮肤对外来伤害的防御功能降低,对外界刺激反应的敏感性相应减弱,细菌容易侵入。人体的第二道防线是免疫系统,老年人免疫功能明显降低,对抗感染的能力差,机体修复能力也较差,因此容易发生感染,并且感染以后恢复期长。

（三）衰老的心理变化

进入老年后,生理功能的衰退和社会角色的改变,也会引起一系列心身变化和特殊的心理变化。主要表现在以下 6 个方面:

（1）感知觉减退　老眼昏花、听力减退、味觉迟钝、温度触压觉不敏感,痛觉、运动位置觉等有不同程度的减退,这些都给老年人在社会和生活中带来许多不便。例如,由于听力下降,容易误听,误解他人谈话意思,出现敏感猜疑等。

（2）记忆力衰退　感知记忆能力,特别是观察力减退,健忘出现较早,近事容易遗忘,而远事记忆尚好。对新事物的学习和记忆比较困难,对日期、地名、人名及数字容易健忘。对速记、强记比较困难,但理解性记忆、逻辑性记忆减退不明显。

（3）思维力减退　早期主要表现为思维敏捷性和创造性思维能力降低,注意力不集中,对复杂多变的环境适应能力差,对新知识的学习能力下降明显,但理解力和逻辑判断力一般并不减退。在知识广度、实际判断力、解决问题的能力、语言表达能力等方面不受年龄影响。

（4）情绪变化　情绪体验的强度和持久性提高。一方面,对一般事物不感兴趣,喜怒哀乐不易表露或反应强度低下;另一方面,在遇到重大刺激时,情绪反应特别强烈,难以抑制,易产生失落、孤独、自卑的感觉,甚至失去生活乐趣。

（5）性格变化　老年人的性格变化往往在不知不觉中发生而不为自己所察觉,通常否认自己有性格变化。表现为反应能力下降,兴趣爱好减少;容易受疾病、心理和社会因素的影响,产生恐惧、抑郁、焦虑、情绪不稳定等心理状态。

（6）行为改变　老年人的行为改变主要表现为多疑、依赖、易激怒、爱唠叨等。学习新事物少,凭经验办事多,行为、思维都变得固执、刻板,常常以自我为中心,影响人际关系。

这些心理变化并非所有老年人都会发生,个体之间存在着明显的差异,生理衰老和心理衰老也非平行发展。因此,老年人只要保持良好的心身健康状态,就会保持旺盛的精力和充沛的活力。

三、衰老的原因

关于衰老的原因,自古以来人们提出了若干假说与设想,但没有一种能全部解释衰老这一生命现象。归纳起来重要的原因有遗传学说和环境理论两大类。

遗传学说认为,人的衰老过程是由遗传因素决定的。按照这一学说推论,衰老是机体固有的、随着时间推进的退化过程,即机体的生长、发育、成熟、衰老和死亡都是按照遗传程序展开的必然结果。有人推测,在 DNA 链上存在着衰老基因或死亡基因,它是衰老发生的物质基础。有人根据分子生物中心法则认为,在生物信息的复制、转录、翻译过程出了差错,就会使合成的蛋白质发生缺陷,从而导致细胞的衰老和死亡,即所谓衰老的差错学说。还有人认为,机体一切生理功能的启动和关闭都是按时发生的,即衰老的遗传生物钟学说。

环境理论强调内外环境因素在衰老过程中的作用。自由基学说认为,在机体代谢过程中产生的自由基,是一种含有不成对电子的强氧化剂,它可使细胞生物膜中的不饱和脂肪酸发生过氧化作用,造成膜的通透性改变、抗原性异常、信息传递功能障碍等一系列"细胞社会"失调现象,导致细胞的衰老。膜中脂类过氧化作用产生的脂褐质,可随年龄增长积聚于心、脑细胞之中,促使其退化。动物实验证明,使用抗氧化剂维生素 E 等可推迟脂褐质的出现,使平均寿命延长。近年研究发现,免疫力下降与衰老的发生、发展有密切的关系,主要表现在老年人胸腺萎缩,脾的免疫功能降低,细胞免疫监视下降,各种特异性抗体减少,从而导致老年人免疫功能低下;同时,老年人的自身免疫现象却大为增强,各种自身免疫性疾病逐渐增多,促使了衰老的出现。

遗传学说和环境理论分别反映了衰老过程中内因和外因的作用,两者相互关联,互为补充,比较全面地解释了衰老的全过程。目前,专家们正致力于有一个衰老学说作为全部理论解释。

四、延缓衰老

生物衰老是一个多因素综合作用的生理变化过程,是个体成长过程中必然出现的特殊阶段。延缓衰老,健康长寿,使人类的实际寿命接近或达到自然寿命,也是医学的根本任务之一。要达到健康长寿的目的,重要的是延缓衰老。要从青少年时期开始,按人体正常生命活动规律,通过自我保健、家庭保健和社会保健,使人在生理、心理、社会等方面以完满的状态进入成年、老年,衰老是可以延缓的。

(一)积极合理用脑

人类的大脑是结构和功能都最复杂的生命组织,它不仅是调节人体生理功能的高级中枢,而且是生理活动的器官。有研究指出,神经细胞只有在不断的适宜刺激下才能保持其结构和功能的完整。衰老的神经细胞在新的环境刺激下可以出现一定程度的新生。接受适量的信息,积极合理的用脑,可增加脑的血液循环,促进脑细胞代谢,延缓大脑的衰老进程。如老年人经常看书读报、写诗作画、种花养草、参加力所能及的家务劳动和社会活动,都可推迟大脑衰老的发生和发展。

（二）情绪乐观稳定

老年人要保持乐观稳定的生活情趣,以积极的态度待人处世,胸襟开阔,与人为善,避免激烈的情绪反应和过重的生理负荷,张弛有度,劳逸结合,学会情绪调节,努力使情绪反应与引起反应的情境相吻合,并在社会允许的范围内适度宣泄,以求得心理上的平衡,提高心理健康水平。

（三）适度的体力活动

生命在于运动。科学合理的运动和劳动,可增强组织代谢水平,延缓肌肉萎缩,减慢骨质疏松、骨质增生和关节的退行性变,使关节柔韧、灵活。运动还能促进营养物质的消化吸收,提高心力储备能力,改善肺通气和换气功能,以及保持大脑对躯体运动的调节功能。调查表明,80%的长寿老人都能长年坚持适当的劳动和运动。各种体力劳动对肌肉活动有一定的局限性,而体育运动可使全身肌肉、关节、骨骼等都得到锻炼,所以不论是脑力劳动者还是体力劳动者,都应该参加适宜的体育运动。

（四）良好的生活方式

不良的生活习惯,不仅可以引起各种疾病,而且可导致老化的发生和发展。有学者分析,占当今死因前三位的心血管疾病、恶性肿瘤和呼吸系统疾病,主要是由不良的生活方式引起的。良好的生活习惯包括日常生活有规律、合理休息、睡眠充足、劳逸结合;戒除不良嗜好,尤其要力戒吸烟,适量饮酒,合理饮茶。保持生活环境清洁舒适,保持室内空气流通。据调查,凡是长寿的健康老人都有良好的生活方式,饮食起居定时有节,生活习惯科学合理。

（五）科学的饮食调养

老年人消化器官的结构和功能衰退,消化吸收能力减弱,营养选择和饮食调配要保持热量平衡,避免热量过剩引起肥胖和代谢失衡。应鼓励老人荤素杂食,多吃易消化的高蛋白膳食,保证每日每千克体重 1.0～1.5 g 蛋白质。脂肪以富含不饱和脂肪酸的植物油为主,每日每千克体重 1.0 g 即可。钠盐每日摄入不要超过 10 g,配膳时应注意钙、铁、碘的补充。维生素 E 和维生素 C 可抑制过氧化物的生成,有一定的抗衰老作用;维生素 A 能维持组织上皮细胞的生长;维生素 D 可促进钙、铁的吸收;维生素 B 族是人体保持正常新陈代谢不可或缺的物质。因此,老人应多吃蔬菜、水果,以保证足够的维生素供给。老人应多饮水,每日尿量保持在 1.0～1.5 L 为宜,并摄入适量纤维素,保持大便通畅。

（六）积极防治疾病

影响人类寿命的个体因素中,疾病是最重要的因素。一般学者认为生理性死亡应在 100 岁以后,老年人的死亡大多属于病理性的。占当今死因前三位的心血管疾病、恶性肿瘤和呼吸系统疾病,如能得到有效控制,人类平均寿命将增加 10 余年。老年病有多种疾病共存、症状体征不典型、易发生合并症等特点。因此,了解老年病的特点,积极治疗多发病,就会延缓老年人衰老过程,延长寿命。

防治老年疾病应从青年、中年就开始,做到早发现、早诊断、早治疗。对老年人应定期检查身体,做到无病早防,有病早治,促进康复,增进健康。

（姜德才　张正琼）

附　录
实验指导

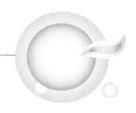

实验一　ABO 血型的鉴定

【实验目的】

学会用玻片法鉴定 ABO 血型,了解血型鉴定在输血治疗中的意义。

【实验原理】

红细胞膜上的 A 抗原与血清中抗 A 抗体或 B 抗原与抗 B 抗体相遇时要发生红细胞凝集反应。用已知的抗 A 标准血清和抗 B 标准血清,分别与受检者红细胞进行反应,观察红细胞是否发生凝集,以此测定红细胞膜上抗原类型,进而确定血型。

【实验器材】

抗 A 标准血清、抗 B 标准血清、采血针、双凹玻片、小试管、吸管、75% 酒精、棉球、玻璃蜡笔、竹签、显微镜。

【实验步骤】

(1)取干净双凹玻片一块,用玻璃蜡笔在两端分别标明 A、B 字样。

(2)在 A 端和 B 端凹面中央分别滴入抗 A 标准血清和抗 B 标准血清各一滴。

(3)消毒耳垂或指端后,用消毒采血针刺破皮肤,取 1~2 滴血加入盛有 1 mL 生理盐水的小试管中混匀,制成红细胞混悬液。

(4)用吸管吸红细胞混悬液,在抗 A、抗 B 标准血清中各加一滴,分别用竹签使其充分混匀。放置 10~15 min 后,用肉眼观察有无凝集现象。若肉眼不易分辨,可用低倍镜观察。

(5)根据双侧标准血清内是否有凝集反应的发生,鉴别受试者血型如附录表 1。

附录表 1　ABO 血型检查结果判断

受试者血型	抗 A 血清	抗 B 血清
O 型	−	−
A 型	+	−
B 型	−	+
AB 型	+	+

注:+表示凝集,−表示不凝集。

【注意事项】

（1）采血针和采血时必须严格消毒，以防感染。

（2）制备的红细胞混悬液不能过浓或过稀，以免出现假结果。

（3）滴标准血清的滴管和作混匀用的竹签各两支，专用，保证两种标准血清不能混淆。

实验二 血液凝固及影响血液凝固的因素

【实验目的】

了解血液凝固的基本过程，促凝和抗凝因素及其对血液凝固的影响。

【实验原理】

血液凝固需要许多凝血因子参与，并包括内源性和外源性两条凝血途径。由于两条途径中参与的凝血因子不同，反应步骤不同，故引起凝血时间不同。血凝过程中若某些凝血因子减少或活性降低，可阻止或延缓血液凝固；若某些凝血因子增多或活性增加，则加速血液凝固。

【实验对象】

家兔。

【实验器材】

草酸血浆、血清、试管、试管架、滴管、吸管、烧杯、水浴槽、冰块、秒表、石蜡油、兔脑浸出液、3%$CaCl_2$溶液、3%NaCl溶液、0.9%NaCl溶液、肝素、柠檬酸钠。

【实验步骤】

（1）分析参与血液凝固的某些因子 取试管4支，标明号数，放置在试管架上，按附录表2加入各种液体，其中3%$CaCl_2$溶液须最后加入并立即混匀，记下时间。然后每隔20 s将试管倾斜一次，若液面不随着倾斜，则表示已凝固，分别记录各管凝固所需时间及是否凝固。

附录表2 影响血液凝固的因素观察表

试管编号	1	2	3	4
血浆/mL	0.5	0.5	0.5	
血清/mL				0.5
3%NaCl 溶液	2滴			
0.9%NaCl 溶液	2滴	2滴		
兔脑浸出液			2滴	2滴
3%$CaCl_2$ 溶液		2滴	2滴	2滴
凝固时间/min				

（2）观察影响血液凝固的因素 取试管6支并编号，按下表要求备好各种实验条件。用注射器迅速抽取兔血，分别注入6支试管内各1 mL并记下开始时间。每隔20 s倾斜试管一

次,血液不随试管倾斜为凝固,记下凝血时间,分析实验结果(附录表3)。

附录表3　影响血液凝固的因素观察表

试管编号	实验项目	凝血时间
1	放棉花少许	
2	用石蜡油润滑试管内表面	
3	加血后将试管置于37 ℃水浴中	
4	加血后将试管放在冰块中	
5	加肝素8 U(加血后摇匀)	
6	加柠檬酸钠3 mg(加血后摇匀)	

实验三　人体呼吸音听诊

【实验目的】
初步掌握正常肺部听到的3种呼吸音、3种呼吸音各自的特点及一定的分布区域。

【实验原理】
呼吸时气流进出各级呼吸道及肺泡产生涡流而引起振动,发生声音,经过肺组织传至胸壁,在体表所听到的声音为肺部呼吸音。正常肺部可以听到支气管呼吸音、肺泡呼吸音、支气管肺泡呼吸音。

【实验器材】
听诊器。

【实验步骤】
(1)被检者取坐位在检查者对面,解开上衣。

(2)听取支气管呼吸音。听诊区在喉部、胸骨上窝,背部6,7颈椎及第1,2胸椎附近。特点是:①声音颇似将舌抬高后,在呼气时发出的"哈——"音;②呼气相较吸气相长;③呼气比吸气音强且调高。

(3)听取肺泡呼吸音。听诊区除支气管呼吸音部位和支气管肺泡音部位外,其余肺部均为肺泡呼吸音部位。其特点是:①声音很像上齿咬下齿吸气时发出的"夫——"音,声音较软似有吹风性质,形若微风声;②吸气相较呼气相长;③吸气音较呼气音强,声调高。

(4)听取支气管肺泡呼吸音。听诊区在胸骨附近,肩胛间区的第3、4胸椎水平。特点是①吸气音的性质与肺泡呼吸音的吸气音性质相似,但音响略强,音调略高。呼气音的性质与支气管呼吸音的呼气音相似,但音响较弱,音调较高;②吸气与呼气时相大致相等。

【注意事项】
(1)室内保持安静、温暖。

(2)体位舒适,肌肉松弛,以避免因肌肉紧张而产生杂乱声音。听诊器胸件必须与皮肤紧贴,中间不得有任何物体相隔,如衣物等。听诊器的皮管或其他部分不得接触任何物品或身体,以免摩擦音的干扰。

（3）被检者自然呼吸,避免自口部发出的任何音响。有时可深吸气或咳嗽一声自行深吸气,这样更易得知呼吸音的变化。

实验四　人体肺通气功能测定

【实验目的】

学习使用单筒肺量计测定肺容量和肺通气量,根据记录结果,学会计算方法。

【实验原理】

肺通气在于稳定肺泡气的成分,保证肺泡气体交换和机体新陈代谢的正常进行,故肺通气功能的测量是反映人体健康水平的客观指标之一。

【实验器材】

FJD-80 单筒肺量计及其附件,75%酒精、水和棉球。

【实验步骤】

1.实验准备

熟悉 FJD-80 单筒肺量计的构造和使用方法。

（1）基本构造　肺量计为闭锁回路立式单筒肺量计。用酒精消毒橡皮口瓣后接上三通管,连接三通管的两条螺纹管;一为呼出气管,使呼出气通过钠石灰吸收水蒸气和 CO_2（有快速鼓风装置）后进入浮筒,使浮筒上下浮沉,带动记录笔左右移动。记录纸横向两个格（25 mm）为浮筒增减气量 1 L。变速器开关是控制走纸速度的,它共有 3 挡:1 为 25 mm/s（纵向 1 大格）;2 为 25 mm/15 s;3 为 25 mm/30 s。

（2）使用方法　调整台座螺丝,使肺量计保持水平位,浮筒垂直悬浮;扭动三通管上的金属活塞使浮筒内空气与外界相通,升降浮筒数次使筒内气与环境气充分更换,调整浮筒高度,使记录笔处于 4~5;受检者取合适的坐位或站立姿势。衔口瓣于唇牙之间,用鼻夹夹紧鼻翼,用口呼吸空气约 1 min,扭动三通管上金属活塞使受试者呼吸气与浮筒相通;按电源开关。将变速器开关按下。记录呼吸曲线。

2.观察项目

（1）潮气量　平静呼吸,待呼吸基线趋于平稳后,走纸超过 1 min（2 大格以上）。

（2）补呼气量　受试者在平静呼吸的基础上尽力呼气一次,然后平静呼吸。

（3）补吸气量　待平静呼吸恢复到原水平时,尽力吸气一次。

（4）肺活量　补吸气量和补呼气量分别代表呼气和吸气储备量,与潮气量之和即为肺活量,肺活量为静态的一次通气功能。

（5）时间肺活量　受试者尽力吸气,并按下变速器"1",然后尽快地作最大呼气,做出记录后,将纸速改回到"3"。时间肺活量是肺活量的动态指标,它主要反映气道阻力。尤其小气道阻力是否正常。气道阻力增大的人肺活量可能正常,但呼气时间延长,尤其第一秒末和第二秒末所能呼出的气量显著减少。

3.取下记录纸,记录受试者姓名、性别和年龄做以下运算

（1）潮气量和每分通气量,补呼气量、补吸气量和肺活量。

（2）计算出时间肺活量 1 s 末、2 s 末、3 s 末呼出气量占肺活量的百分比,与正常值（83%、96%、99%）比较。

【注意事项】

（1）注意套筒内的水保持在水平刻度线,防止水溢出,水过多时可用仪器背面的放溢出水管放出。

（2）平静呼吸时,呼吸逐渐加深加快,则钠石灰应更换。

（3）注意添加描笔墨水,使记录清晰。

实验五　胸膜腔负压周期变化的观察

【实验目的】

通过观察家兔胸膜腔负压及其随呼吸运动的周期变化,解释胸膜腔负压的形成和生理意义。

【实验原理】

胸膜腔负压是以大气压为标准,低于大气压而言。本实验采用连通器原理,将与水检压计连通的穿刺针插入胸膜腔,通过水检压计液面的升降,验证胸膜腔内为负压,且随呼吸运动而变化。

【实验对象】

家兔。

【实验器材】

兔手术台和哺乳动物手术器材、18 号注射针头、50 cm 长橡皮管 1 根、水检压计、1.5%戊巴比妥钠溶液和 0.9%氯化钠溶液。

【实验步骤】

1.实验准备

（1）用 1.5%戊巴比妥钠溶液将兔麻醉,并仰卧位固定,做气管插管。

（2）将穿刺针头通过橡皮管与水检压计相连,水检压计内的水加少许蓝墨水,以利于观察液面波动。水检压计内液面应与刻度 0 一致,并调整检压计的高度,使刻度 0 与动物胸膜腔在同一水平。

（3）在兔右腋前线第 4~6 肋间做 0.5~1.0 cm 的皮肤切口,通过切口,用与水检压计相连的注射针头,沿肋骨上缘顺肋骨方向缓慢斜向插入胸膜腔,同时观察检压计液面,当其水柱突然向胸膜腔一侧升高,并随呼吸波动时,用胶布将针头固定于胸壁上。

2.观察项目

（1）平静呼吸时的胸膜腔内压　通过水检压计液面的升降高度,比较吸气和呼气时,胸膜

腔负压的大小有何不同。

（2）用力呼吸时的胸膜腔内压　在气管插管的一侧管上接一根长约 0.5 m 的橡皮管，然后堵塞另一侧管，以增大无效腔，使兔呼吸运动加深加快。观察胸膜腔负压的变化，并与平静呼吸时的比较。

（3）憋气的效应　在吸气末和呼气末，将气管插管的两支侧管同时堵塞。此时动物虽用力呼吸，但不能呼出或吸入气体，处于憋气的状态。观察此时胸膜腔内压变化的最大幅度，胸膜腔内压是否可高于大气压。

【注意事项】
（1）穿刺针头与橡皮管和水检压计的连接必须严密，切不可漏气。
（2）做胸膜腔穿刺时，切勿过深过猛，以免刺破肺和血管。
（3）穿刺前，检查穿刺针是否通畅。

实验六　心音听诊

【实验目的】
本实验通过心音的听诊掌握正确的听诊方法，了解正常心音的特点及产生原理，并对心脏功能作出判断。

【实验原理】
心音是在心动周期中由于心脏的收缩与舒张引起瓣膜的开闭和心壁的振动所发出的声音。听诊器在胸壁上一般可听到两个心音，即第一心音和第二心音。在某些健康儿童和青少年也可听到第三心音。

【实验对象】
人。

【实验器材】
听诊器。

【实验步骤】

1.听诊部位的确定
（1）体位：受试者一般多采用仰卧位，检查者站于受试者的右侧；也可采用坐位，检查者与受试者面对面相坐。受试者暴露胸部。

（2）听诊部位：传统的心脏听诊部位可分为五个听诊区，如图所示。①二尖瓣听诊区，位于左胸第五肋间隙锁骨中线内侧，相当于心尖部。②肺动脉瓣听诊区，位于胸骨左缘第二肋间隙。③主动脉瓣第一听诊区，位于胸骨右缘第二肋间隙；主动脉瓣第二听诊区，位于胸骨左缘第三、四肋间处。④三尖瓣听诊区，位于胸骨下端近剑突部位，稍偏右或稍偏左处。

2.听诊顺序
心音听取的顺序一般按逆时针方向依次进行，即从二尖瓣区开始→肺动脉瓣区→主动脉

瓣区→主动脉瓣第二听诊区→三尖瓣区。

3.听诊的方法

检查者戴好听诊器,以右手拇指、中指持听诊器体件食指放于胸件上,用力要适度,防止听诊器胸件与胸壁摩擦而影响听诊。

心脏瓣膜听诊区体表投影如附录图1所示。

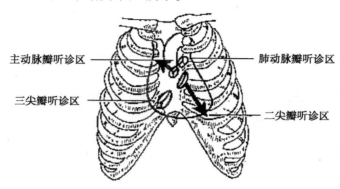

附录图1　心脏瓣膜听诊区体表投影

4.听诊的内容

听诊的内容包括:①心音的频率与节律。②分辨第一心音和第二心音的特点。③分清收缩期与舒张期。④分辨和比较心音的强弱。

【注意事项】

(1)心脏听诊时,环境要安静,注意力要集中,切忌随意走动。根据听诊的需要可改变受试者的体位、暂停呼吸或深呼吸。

(2)听诊器耳件方向应与外耳道方向一致,胶管勿与其他物件相摩擦,以免产生杂音影响听诊效果。

实验七　人体动脉血压的测定

【实验目的】

通过本实验,学习人体动脉血压的测定方法和原理,掌握人体血压的正常值。

【实验原理】

血压的测定是使用血压计间接测定人体动脉血压。它是通过血压计的袖带对动脉施加压力,再根据血管音的变化来判断血压的数值。血液在血管内流动时是没有声音的,但血液在流经狭窄处时形成涡流就会产生声音。当其袖带内压力超过收缩压时,血流阻断,此时声音消失,桡动脉搏动也不能触及。当袖带内压力比收缩压稍低时,瞬间血流通过狭窄的肱动脉,形成涡流、产生声音、恢复脉搏。随着袖带内压力的下降,其越接近舒张压时,通过肱动脉的血流量越多,声音越清晰。当其等于舒张压时血管血流变为连续,声音消失、脉搏恢复正常。

【实验对象】

人。

【实验器材】

血压计、听诊器。

【实验步骤】

(1)首先熟悉血压计的结构和使用。

(2)受试者静息5～10 min,取仰卧位或坐位,裸露右侧上肢,肘与心脏保持在同一水平,上臂伸直并轻度外展,掌心向上。

(3)检查血压计:松开血压计橡皮球螺旋阀,将袖带展平,尽量排出余气后将螺旋阀旋紧,将袖带囊部分对准肱动脉,紧贴皮肤缚于上臂,其袖带下缘距肘窝横纹上2～3 cm。松紧适度。

(4)检查者戴好听诊器,先在肘窝处触及肱动脉的搏动,再将听诊器胸件置于肘窝处肱动脉上,轻压听诊器胸件使其与皮肤紧密接触。

(5)挤压气球向袖带内充气,使血压计水银柱升高到180 mmHg,随后松开气球螺旋阀,缓慢放气,边听边注视水银柱的高低,当听到第一次声响时的水银柱数值即为收缩压;随后声音逐渐变小而低沉,最终消失,声音变调或消失时水银柱的数值为舒张压,两者之差为脉压。

血压的记录方式:收缩压/舒张压 mmHg。

【注意事项】

(1)测量血压时,必须保持安静,以利听诊。

(2)听诊器胸件置于肘窝时不可压得太重,也不得与袖带接触,更不可塞于袖带之下。

(3)测量血压时通常连续测量2～3次,在重复测量血压时,必须使血压计水银柱降至零时再充气。

(4)测量完成后应先将袖带内气体驱尽,卷好放置于盒内;并将血压计水银柱退回储槽内,然后关闭,防止水银泄漏。

实验八　人体心电图测定

【实验目的】

掌握人体心电图的记录方法,了解正常心电图及其各波的生理意义。

【实验原理】

心电图是记录人体心脏电位活动的仪器,心脏的兴奋起源于窦房结,然后经传导系统传向心房和心室,同时也经心脏周围组织和体液传向体表,因此在人体的体表设置电极,通过心电图机就可记录到心脏的电位变化。心电图反映了兴奋的产生、传导和恢复过程中的生物电变化,心脏发生病变时其生物电活动也会发生相应的变化,因此,它也是诊断心脏疾病的重要方法。

【实验对象】

人。

【实验器材】

心电图机、导电膏、棉球、75%酒精、分规。

【实验步骤】

1.心电图测试

（1）准备工作　受试者放松,静卧床上;心电图机接好地线、导联线和电源线,打开电源,预热 5 min。

（2）电极的安放　受试者裸露腕部与踝部,用酒精棉球擦电极置放部位,待皮肤干燥后再涂上导电膏,按规定(红色—右手;黄色—左手;绿色—左足;黑色—右足;白色—胸导联按图示安放)将电极固定。

（3）校正输入信号放大倍数　旋转校正键,输入 1 mV 标准电压使描笔的振幅恰好为 10 mm。控制纸的走速为 25 mm/s。

（4）心电图描记　用导联选择开关分别选择标准导联、加压单极肢体导联和胸导联并记录。

（5）在记录纸上注明受试者姓名、年龄、性别与测试时间,并标明各导联的代号。

胸导联位置如附录图 2 所示。

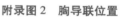

附录图 2　胸导联位置

2.测量与分析

（1）心电图纸上的横坐标代表时间,每一小格为 0.04 s;纵坐标代表电压,每一小格为 0.1 mV。用分规测量出各数值之后换算出各波的电压和时间。测量波幅时,向上的波应从基线的上缘至波峰的顶点,向下的波应从基线的下缘至波谷的底点。

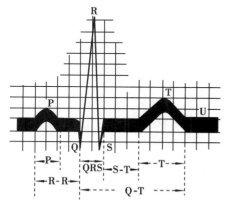

附录图 3　人体正常心电图(模式图)

（2）心率　测量 5 个相邻的 P-P 或 R-R 间隔的时间求其平均值,按公式计算出心率(次/min)= 60/P-P 或 R-R 间隔时间。

（3）心律　首先判定主导心律、心律是否规则和有无期前收缩或异位节律。窦性心律的判定:各导联均有 P 波出现,Ⅱ导联 P 波直立,aVR 导联 P 波倒置,P-R 间期在 0.12~0.20 s。如 R-R 间期不等,最大的 R-R 间期与最小的 R-R 间期的差值大于 0.12,称为窦性心律不齐。

人体正常心电图(模式图)如附录图 3 所示。

（4）以标准Ⅱ导联、加压单极肢体导联 aVF 为例,测定各波及间期的电压和时间,并填入附录表 4 中。

名　称	时　间	电　压		波　形	
		Ⅱ导联	aVF	Ⅱ导联	aVF
P 波					
P-R 间期					
QRS 波					
S-T 段					
T 波					
Q-T 间期					
U 波					

【注意事项】

（1）受试者静卧数分钟,避免大呼吸动作。

（2）在记录心电图时,先将基线调到图纸的中央,使图形能出现在纸的中央。

（3）在转换导联时应先关闭输入开关,再打开导联转动开关。

（4）记录完毕后,将电极和皮肤擦洗干净,各控制开关旋转回关闭位,最后切断电源。

实验九　胃肠运动的观察

【实验目的】

观察胃肠运动的各种形式以及神经和某些药物对胃肠运动的影响。

【实验原理】

胃肠的运动功能是在神经和体液调节下,通过胃肠平滑肌的活动来完成的。因此,神经和体液因素的改变可使胃肠运动发生相应的变化。

【实验对象】

兔。

【实验器材】

哺乳动物手术器械、兔手术台、气管插管、保护电极、注射器（20 mL、1 mL 各 1 支）、20%乌拉坦、1∶10 000 乙酰胆碱、1∶10 000 肾上腺素、阿托品、生理盐水。

【实验步骤】

1.麻醉与固定　取兔一只称重,用 20%的乌拉坦按 5 mL/kg 由耳缘静脉注入体内。将兔仰卧固定于手术台,剪去颈部和腹部的毛。

2.手术操作　先切开颈部皮肤 3~4 cm,分离肌肉暴露气管,沿气管做倒"T"形切开,插入气管插管并进行结扎。沿腹部正中打开腹腔,暴露胃肠道。

3.分离迷走神经与内脏大神经　首先在膈下食管末端分离迷走神经前支取 1~2 cm,穿线备用;再在右侧腹后壁寻找内脏大神经,分离 1~2 cm,穿线备用。

4.观察

（1）观察胃肠道的正常活动:胃和小肠的紧张度、蠕动、逆蠕动和小肠的分节运动,注意其节律与频率。

（2）用保护电极连续刺激迷走神经,观察胃肠活动的变化。

（3）由耳缘静脉注射阿托品 0.25 mg/kg 体重,再刺激迷走神经,观察胃肠活动的变化。

（4）由耳缘静脉注射 1:10 000 的乙酰胆碱 0.5 mL,观察胃肠运动的变化。

（5）由耳缘静脉注入 1:10 000 肾上腺素 0.3 mL,观察胃肠运动的变化。

（6）用保护电极连续刺激内脏大神经,观察胃肠运动的变化。

【注意事项】

（1）在实验过程中经常用温热的生理盐水湿润胃肠道表面,防止胃肠道表面干燥和温度下降,而影响实验效果。

（2）在两项目实施之间应间隔数分钟。

（3）在实验过程中不要过度牵拉胃肠道。

实验十　体温的测定

【实验目的】

学会人体体温的测量方法,说明正常体温及其相对稳定的意义。

【实验原理】

人体体温常以测试腋窝、口腔和直肠的温度来代表。其中以测量腋窝和口腔温度最常用。人体体温有一定的生理变动,但变化范围不超过 1 ℃,在运动或劳动后,体温会升高 1~2 ℃。

【实验器材】

水银体温计、体温记录表。

【实验步骤】

1.熟知体温计的结构和原理

临床通用的体温计为水银体温计,它由标有刻度的真空玻璃管和盛有水银的玻璃球两部分组成。受热后,水银膨胀,沿着玻璃管上升至某一刻度,该刻度值即为体温测量值。

2.测量体温

（1）测试前,将体温计水银甩至 35 ℃以下。

（2）腋窝测量:检查者将体温计水银端放于受检者腋窝深处,使其上臂紧贴胸部,夹紧体温计,10 min 后取出,检视记录。

（3）口腔测量:检查者将口腔体温计水银端斜放在受检者舌下,令其闭口用鼻呼吸,7~8 min 后取出,检视记录。

（4）运动后体温测量:令受检者去室外运动 5 min,然后立即回来测量腋窝和口腔温度各一次,检视记录,比较受检者运动前后体温的变化。

【注意事项】

(1)受检者必须是在安静状态下测试。

(2)腋窝测量时要求腋窝干燥无汗。

(3)口腔测量时注意受检者不能用牙咬体温计。

实验十一　视力的测定

【实验目的】

学习使用标准对数视力表测定视敏度的原理和方法。

【实验原理】

视敏度指眼能分辨物体两点之间的最小距离。正常时该距离形成的视角约为1分度,即为正常视力。对于标准对数视力表,在5 m处观察5.0行"E"形字符,其每一笔画的宽度和笔画间的距离均形成1分度视角。若能正确辨认这一行字符,表明能分辨的视角等于1分度,具有正常视力。

【实验器材】

标准对数视力表、遮眼板、指示棒、皮尺。

【实验步骤】

(1)将视力表挂于光线均匀充足的墙上,注意视力表5.0行字符与受试者眼等高。受试者站在距表5 m处进行测试。

(2)受试者用遮眼板遮住未检测眼,用被检测眼看视力表。

(3)检查者用指示棒从上至下,逐行随机指示"E"字符,让受试者表示该字符的缺口朝向。受试者能看清的最小(低)的一行字符首端对应数字即为检测眼的视敏度。

实验十二　色觉检查

【实验目的】

检测双眼色觉辨别力并熟悉检测方法。

【实验器材】

色盲检查图。

【实验方法】

在明亮均匀的自然光线下,检查者随机(或按需要)翻开色盲检查图,要求受试者尽快回答该页显示的数字或图形。若出现错误或不能识别或识别不清,可依据色盲检查图上相关说明判断色盲类型。

实验十三　声波的传导

【实验目的】

通过声波气、骨传导的感音效果比较特性，了解临床价值。

【实验原理】

声波传导具有两条路径。正常时，气传导是主要路径，骨传导效果甚微。两者传导特性是临床鉴别传导性耳聋和神经性耳聋的重要依据。

【实验器材】

音叉（频率 256 Hz 或 512 Hz）、棉球。

【实验步骤】

1.同侧气、骨传导的比较（任内试验）

（1）在安静环境中，受试者端坐。检查者将敲响的音叉柄立即置于检测侧颞骨乳突处，受试者经骨导可感声振并发现声音逐渐减弱。当受试者听不到声音时，立即移动音叉至同侧外耳道口，受试者又可听到音响。若改变上述实验顺序，可以发现音叉从外耳道口移到乳突处时，受试者听不到声音。这表明气传导时间长于骨传导，称任内试验阳性。

（2）用棉球塞紧同侧外耳道（制造气传导障碍），重复上述操作，可发现骨传导时间长于气传导，称任内试验阴性。

2.双侧骨传导比较（韦伯试验）

将敲响的音叉柄置于受试者前额正中发际处，可以发现两耳感音响度一致。若用棉球塞住一侧外耳道，重复上述实验，可出现两耳音响明显差异，塞棉球侧音响强于对侧。

结果分析记录于附录表 5 中。

附录表 5　声波传导记录表

	任内试验		韦伯试验（两耳比较）		
	塞棉球	无棉球	无棉球	塞左耳	塞右耳
左耳听觉					
右耳听觉					